医院评审评价与精细化管理新模式系列

主　编⊙左　伟
赵丽丽

医院评审评价下跌倒预防保健手册

Handbook for the Hospital Accreditation and Evaluation: Fall Prevention

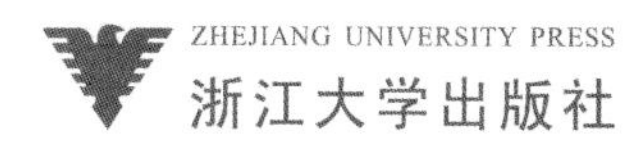

图书在版编目（CIP）数据

医院评审评价下跌倒预防保健手册 / 左伟，赵丽丽主编. — 杭州：浙江大学出版社，2017.6
ISBN 978-7-308-16801-4

Ⅰ.①医… Ⅱ.①左… ② 赵… Ⅲ.①保健－手册 Ⅳ.①R161-62

中国版本图书馆CIP数据核字（2017）第071834号

医院评审评价下跌倒预防保健手册
左 伟 赵丽丽 主编

策划编辑 张 鸽
责任编辑 冯其华
责任校对 陈静毅 丁佳雯
封面设计 黄晓意
出版发行 浙江大学出版社
（杭州市天目山路148号 邮政编码310007）
（网址：http://www.zjupress.com）
排 版 杭州兴邦电子印务有限公司
印 刷 富阳市育才印刷有限公司
开 本 710mm×1000mm 1/16
印 张 7.25
字 数 115千
版 印 次 2017年6月第1版 2017年6月第1次印刷
书 号 ISBN 978-7-308-16801-4
定 价 30.00元

《医院评审评价下跌倒预防保健手册》

编 委 会

主　编：左　伟　赵丽丽

副主编：陈雪玲　章笠中　冯　力

编　委：（按姓氏笔画排序）

王俏莉　刘震宇　李雪儿　罗唯唯　夏赛红

秘　书：俞蓓蓓

序

医院评审评价是国际上盛行的一种医院质量评估制度，是持续改进医疗服务质量，提高医院科学化、精细化管理水平，推进医院标准化、规范化建设与发展的重要手段。近年来，在提升医院管理内涵、与国际接轨等需求的推动下，国内医疗界兴起了一股申请JCI认证的热潮。JCI评审标准是全世界公认的医疗服务“金标准”，也是世界卫生组织推崇和认可的认证模式。在全球化发展与国内医疗事业迅猛发展的今天，JCI认证已成为医疗机构打造自身核心竞争力、优化软实力、寻求可持续发展的有力推手以及进入国际市场的“通行证”。

浙江省宁波市在深化医改的进程中，注重发展“品质医疗”。目前，宁波市已有多家医院在国内等级医院评审的基础上引进了JCI认证，并有3家医院通过了认证。其中，宁波市第四医院两次以高分通过JCI认证，成为当时浙江省首家、国内第二家第二轮通过最新版JCI认证的公立综合性医院。宁波市第四医院实践样本的可贵之处就在于，引入JCI评审标准，将它的制度和流程不断加以改进并融入当地文化，把国内等级医院评审标准与JCI评审标准有机地结合起来，符合中国国情，更具有现实意义和可操作性。

在细心梳理和不断总结经验的基础上，宁波市第四医院及宁波市第四医院医院管理研究所精心编写了“医院评审评价与精细化管理新模式系列”丛书。目前，该系列丛书已出版《中国医院JCI评审实施手册——宁波市第四医院JCI认证经验集》《JCI评审应知应会》《医院知情同意书汇编》《中国医院JCI评审实施手册——文件制定管理办法及重要文件汇编》（上、下册），并将陆续出版《医院评审评价下跌倒预防保健手册》《医院评审评价下健康教育手册》《医院质量改进理论与实践案例集》《医院委员会规范化运作及汇编》《医院精细化管理实践——从5S到12S教战手册》等。该系列丛书既有系统的理论阐述，又有丰富详细的实践案例，重点突出，指导性和实用性强，因此可以推荐作为各级各类医院开展医院评审评价的内部培训教材和工具书。

在2016年8月19日至20日召开的全国卫生与健康大会上，习近平总书记指出，“要抓好现代医院管理制度建设”，“要显著提高医院管理的科学化、精细化、信息化水平，规范医疗行为，不断提高服务能力和运行效率”。该系列丛书的出版可以说是适逢其会。在此，我诚挚地希望，该系列丛书的出版对医院评审评价、医院精细化管理以及推进现代医院管理制度建设起到一定的启发和借鉴作用。

宁波市卫生和计划生育委员会主任

2017年3月

前　言

患者安全是21世纪医院服务质量的六大目标之一，也是世界各国高度关注的民众健康议题，其中跌倒管理是患者安全保障的重要内容之一。《中国医院协会患者安全目标》(2017版)中的目标七“防范与减少意外伤害”、《三级综合医院评审标准实施细则》(2011年版)中的第三章“患者安全”第七条“防范与减少患者跌倒、坠床等意外事件发生”及《JCI医院评审标准》(第六版)中的第二部分“以患者为中心的标准”第一条“国际患者安全目标(IPSG)”目标6“降低患者因跌倒受到伤害的风险”都对跌倒管理做了严格的要求，包括：跌倒风险的评估；采取有效措施防止意外伤害的发生；落实报告制度、处置预案与工作流程；加强对患者及家属关于跌倒的健康教育。同时，居民在日常生活中跌倒的自我管理亦引起医学界的高度重视，尤其是对于特殊人群。跌倒是一种经常发生的意外事件，是导致我国居民尤其是65岁以上人群伤害死亡的重要原因。跌倒人群往往存在潜在的危险因素。同时，跌倒会对患者的身体、心理造成巨大的伤害，而其后果还会严重影响患者的生活质量。但是，跌倒是可以预防和控制的。健康教育不仅是一种预防手段，而且作为一种治疗手段得到了广泛应用。目前，世界上许多国家将住院患者的跌倒发生率作为临床护理质量控制评估的一项重要指标，应用于对照护过程的安全与结果的评估，并进行持续改善，以降低因跌倒发生的伤害风险与伤害程度。

多年来，宁波市第四医院一直将国内等级医院评审与JCI认证相结合，探索既符合我国国情，又与国际接轨的具有中国特色的医院管理之路。同时，我们积极深入社区进行健康教育，努力践行“以治病为中心”向“以健康为中心”的医学模式转变，实施全程医疗，全周期健康服务。特别是我们在危害极大的跌倒预防保健方面做了大量的工作，积累了切实可行的一套经验，特编写成手册分享给大家。本手册内容包括：从医院的角度阐述如何预防跌倒的发生及减少跌倒引起的伤害，如何对跌倒事件进行改善与干预；从患者及居民角度阐述如何避免跌倒事件的发生，减少跌倒引起的伤害；动员全员参与，在疾病预防、营养支持、康复指导、药物教育、环境设施影响等方面翔实地介绍了跌倒预防相关的管理知识。

本手册分以下几部分编写：第一章为医院跌倒管理，内容包括跌倒概述、医院跌倒/坠床质控小组组织架构和职责、跌倒指标监测计划书、相关表单等。第二章为预防跌倒照护指引，内容包括预防跌倒照护指引管理文件，跌倒风险评估工具、内容与技巧，对跌倒危险因素所需提供的介入措施。第三章主要对内科、外科、妇产儿科、门(急)诊科患者跌倒/坠床的关键因素进行了分析和预防，同时精选部分相关案例进行剖析，以便于读者理解。在本手册的最后，我们附上了一组跌倒预防宣教漫画，深入浅出地阐述了跌倒的管理，以使本手册形成一个集评估、教育、预防与干预为一体的完整体系。本手册适合医院管理者、医务人员、等级医院评审和JCI认证人员参考借鉴，也可满足居民的科普需求。

在本手册的编写过程中，我们充分感受到了医院大家庭的力量，同时希望以我们的绵薄之力减少跌倒造成的伤害，维护大众的健康。在此我们感谢台湾彰化基督教医院、医惠科技有限公司和矩华(上海)医院管理有限公司的指导与支持，也恳请各位读者、专家、朋友提出宝贵意见与建议，以便再版时修改与订正。

左 伟 赵丽丽

2017年3月

本书使用说明

本书一些内容以《JCI医院评审标准》(第五版)中文版为基础,如“IPSG.1”“IPSG.2”“IPSG.2.1”即对应《JCI医院评审标准》(第五版)中文版的章节序号。本书所提及的表单和制度为宁波市第四医院的表单和制度名称,供其他医院参考。

缩略词列表

（以缩写的字母顺序排序）

缩写	英文全称	中文全称
CT	Computerized tomography	计算机体层成像
GCS	Glasgow coma scale	格拉斯哥昏迷评分
ICD-10	International Classification of Diseases 10th Revision	疾病和有关健康问题的国际统计分类
ICU	Intensive care unit	重症监护病房
IPSG	International patient safety goals	国际患者安全指标目标
JCI	Joint Commission International	国际医疗卫生机构认证联合委员会
NDNQI	National Database of Nursing Quality Indicators	国家护理质量指标数据库
PDCA	Plan,Do,Check,Act	计划，实施，确认，处置

目 录

第一章
医院跌倒管理

第一节 跌倒概述

跌倒是指人体发生突发的、不自主的、非故意的体位改变,倒在地面或更低的平面上。坠床是卧床患者的摔倒。因此,通常将坠床归入跌倒共同管理。按照"疾病和有关健康问题的国际统计分类"(ICD-10)对跌倒的分类,其包括以下两类:①从一个平面至另一个平面的跌落;②同一平面的跌倒。

跌倒是导致我国居民伤害死亡的第四位原因,是65岁以上老年人伤害死亡的首位原因。老年人的跌倒死亡率随着年龄的增加而急剧上升。跌倒除可造成老年人死亡外,还会导致大量残疾,并且影响老年人的身心健康。例如,跌倒后产生的恐惧心理会降低老年人的活动能力,使其活动范围受限,生活质量降低。

老年人跌倒的发生并不是一种意外,而是存在潜在的危险因素。但是,老年人跌倒是可以预防和控制的。西方发达国家已经在老年人预防跌倒方面进行了积极的干预,并大大降低了跌倒的发生率。我国已进入老龄化社会。据相关统计报告显示,截至2015年,我国65岁及65岁以上老年人已达1.5亿人。若按30%的发生率估算,则我国每年将有4000多万老年人至少发生1次跌倒。跌倒严重威胁着老年人的身心健康、日常活动及独立生活能力,同时也增加了家庭和社会的负担。

随着社会人口的老龄化,老年住院患者越来越多,患者跌倒也引起了国际和国内医疗护理管理者的高度重视,预防住院患者跌倒已成为一个新的研究热点。2011年9月,卫生部印发了预防老年人跌倒干预策略和措施——《老年人跌倒干预技术指南》,对老年人跌倒的干预策略和措施作出了指导性规定。《JCI医院评审标准》(第五版)将"降低患者因跌倒受到伤害的风险"列为国际患者安全目标之一。我国的《三级综合医院评审标准实施细则》(2011年版)则将其正式纳入"防范与减少患者跌倒、坠床等意外事件发生"评审要求。因此,对住院患者进行跌倒风险评估,针对个体采取有效的预防跌倒护理干预措施,对减少跌倒事件的发生、保障患者安全、提供优质护理服务和提高护理质量具有重要的意义。

第二节　医院跌倒/坠床质控小组组织架构

医院成立跌倒/坠床质控小组，由护理部主任监控跌倒管理工作，设立跌倒/坠床质控小组组长1名，由医院跌倒高发病区护士长担任；辅导员1名，由资深的科片护士长担任；副组长4名，分别由内科片、外科片、妇产儿科片及门(急)诊科片的护士长或护理组长担任；组员由每个临床科室推荐1名护士组成(见图1-1)。

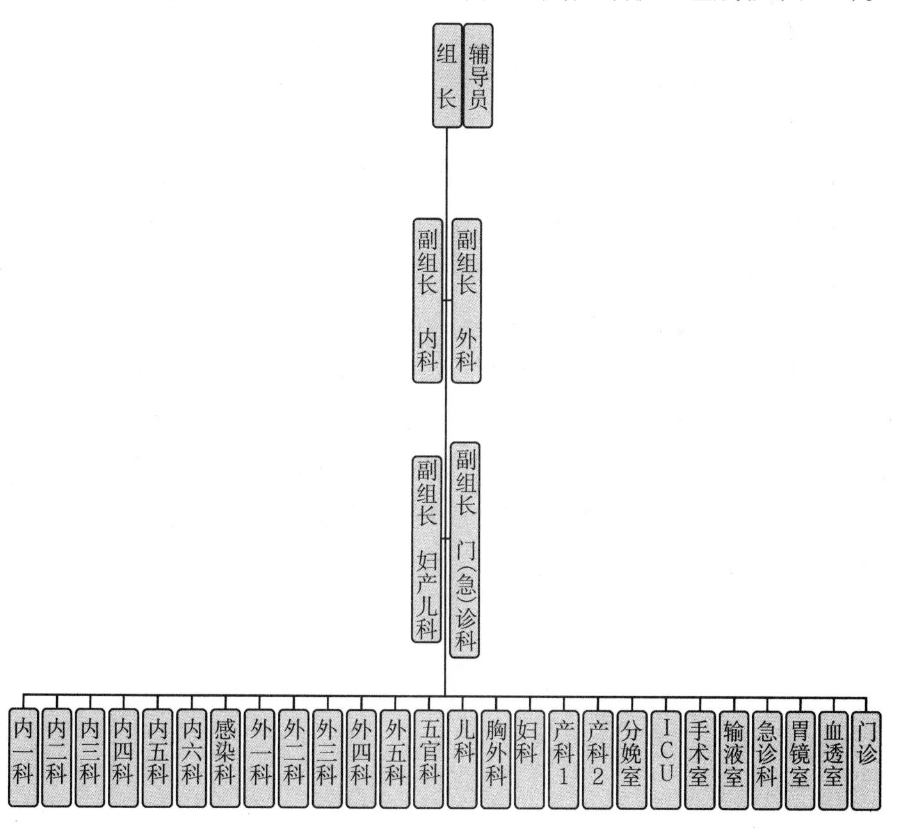

图1-1　医院跌倒/坠床质控小组组织架构图

第三节　医院跌倒/坠床质控小组职责

医院跌倒/坠床质控小组的职责包括以下几个方面。

（1）降低患者跌倒发生率及最大限度地减少跌倒造成的伤害。

（2）对全院患者跌倒预防措施进行监控督查，每季度对发生的跌倒事件进行汇总及原因分析，提出整改措施，将小组收集的数据经整理制成质控图后上报护理部；年底对工作情况进行总结。

（3）跌倒/坠床质控小组组员于每月5日前统计上报上一个月科室内跌倒案例的相关数据。

（4）跌倒/坠床质控小组每季度对各科室跌倒患者护理质量进行一次交叉检查，将检查结果记录在专用的质量检查评分表内；同时，也将检查中发现的问题及时反馈给护士长及责任护士，并给予指导纠正。

（5）制订并落实跌倒相关知识小讲课计划。

（6）加强对重点科室、重点患者的监控及预防。跌倒/坠床质控小组根据既往及目前已发生跌倒案例的相关资料，分析跌倒高发生率的科室患者易发生跌倒的原因，监测跌倒预防的护理质量控制效果，并针对易造成患者跌倒的原因采取相应的预防措施，加强环节监控管理，保证各项预防护理措施落实到位，以降低住院患者的跌倒发生率。

第四节　跌倒伤害程度分级

根据跌倒对患者造成的影响,美国“国家护理质量指标数据库”(NDNQI)对跌倒造成的伤害做了以下分级定义。

(1) 无:没有伤害。

(2) 严重程度1级(轻度):不需要或只需稍微治疗与观察的伤害程度,如挫伤、擦伤、不需要缝合的皮肤小撕裂伤等。

(3) 严重程度2级(中度):需要采取冰敷、包扎、缝合或夹板等医疗或护理处置与观察的伤害程度,如扭伤、大或深的撕裂伤、皮肤撕破或小挫伤等。

(4) 严重程度3级(重度):需要采取医疗处置及会诊的伤害程度,如骨折、意识丧失、精神或身体状态改变等。

(5) 死亡:患者因跌倒所造成的持续性损伤而最终导致死亡。

第五节 跌倒指标监测计划书

我们参照国际策略库2.0版本中护理敏感型指标开展住院患者跌倒/坠床监测工作。2016年监测住院患者跌倒发生率及受伤率计划书如下。

<table>
<tr><td colspan="3">指标名称(Performance measure):
1. HW-IPSG6_01住院患者跌倒发生率(Patient falls rate)。
2. HW-IPSG6_02住院患者跌倒受伤率(Falls with injury rate)。</td></tr>
<tr><td>指标类型:
全院性质量安全计划指标(Strategic priority improvement)第七条”营造患者安全及医疗质量之文化“(IPSG.6)。</td><td rowspan="2">指标选择的理由(Rationale for measure selection):
■医院任务(Mission)
□患者需要(Patient needs)
□提供服务(Services)
■高危险性(High risk)
□量大(High volume)
■容易出问题(Problem prone)</td><td>指标负责单位(人)(Owner-staff name/title):
(1) 护理部副主任。
(2) 跌倒/坠床质控小组组长。
(3) 各病房护士长。</td></tr>
<tr><td>衡量构面:
□结构面(Structure)
□过程面(Process)
■结果面(Outcome)</td><td>相关实证医学或文献(Science/Evidence):
(1)《JCI医院评审标准》(第五版)“IPSG.6 国际患者安全目标”之“降低患者因跌倒受到伤害的风险”。
(2)《三级综合医院评审标准实施细则》(2011年版)第三章“患者安全”第七条“防范与减少患者跌倒、坠床等意外事件发生”。
(3) 荣岚,朱萍,余小萍. 住院老年患者跌倒相关因素的研究进展[J]. 上海护理,2010,10(2):75-80.</td></tr>
<tr><td colspan="2">指标选择的理由说明:
跌倒造成的伤害常导致许多并发症,以致患者出院后的活动能力受限、住院日数和医疗费用增加,甚至引起医疗纠纷等。目前,世界上许多国家将住院患者的跌倒发生率作为临床护理质量控制评估的一项指标,应用于对照护过程的安全与结果的评估,并进行持续改善,以降低因跌倒发生所造成伤害的风险与伤害程度,故将其列入监测管理项目。</td><td>如何确认数据的正确性(Data validation):
(1) 跌倒发生科室当班护士24小时内在医院综合内网系统填写跌倒事件上报资料。
(2) 护士长或科室质控员审核后上报跌倒/坠床质控小组。跌倒/坠床质控小组对跌倒案例进行个案调查。
(3) 护理部及跌倒/坠床质控小组组长进行审核,每月进行数据验证。</td></tr>
</table>

续 表

<table>
<tr>
<td colspan="2" rowspan="2">1. 住院患者跌倒发生率(‰)
分子(Numerator)定义:每月患者跌倒人次(包含受伤及未受伤的)[Total number of patient falls (with or without injury to the patient) during the calendar month]。
分母(Denominator)定义:每月各类别单位的住院人日数(Patient days by type of unit during the calendar month)。
2. 住院患者跌倒受伤率(‰)
分子(Numerator)定义:每月患者因跌倒造成的伤害级别为轻度(2级)以上者[Number of patient falls with an injury level (2) of minor or greater during the calendar month]。
分母(Denominator)定义:每月各类别单位的住院人日数(Patient days by type of unit during the calendar month)。
排除条件(Excluded/Scope):
(1) 访客、学生、工作人员发生跌倒(Falls by visitors, students, staff members)。
(2) 患者虽于监测单位住院,但跌倒事件发生时并不在监测单位内(如患者于放射科发生跌倒)[Patients from eligible reporting units, however patient was not on unit at time of fall (e.g. patients falls in radiology department)]。
(3) 其他非监测单位发生的跌倒事件(如小儿科、产科、康复科等)[Falls on other unit types (e.g. pediatric, obstetrical, rehab)]。</td>
<td>报告呈报期间(Frequency of assessment data):
每月、每季度、每年度。

负责改善单位:
(1) 护理部。
(2) 跌倒/坠床质控小组。
(3) 内科病区、外科病区、妇科病区、五官科病区、感染科病区、急诊胸外病区、ICU护士长。</td>
</tr>
<tr>
<td>资料搜集期间(How often to collect data):
□每天 □每周 ■每月
□每季度 □每年度</td>
</tr>
<tr>
<td>指标目标值(与内外部数据比较)[Threshold, comparison with internal (external) database]:
■与自身既往资料比较:2015年患者跌倒发生率为0.16‰;2016年患者跌倒发生率的目标值为低于0.20‰
□与同侪比较(院内单位或同级医院)
□与评鉴条文或相关规定比较
□与文献数据比较(最佳临床路径或指引)</td>
<td>使用何种数据搜集表格(Audit form tool):
(1) ××医院综合内网系统中的不良事件报告表。
(2)《××医院跌倒/坠床发生统计表》(见附件1)。
(3)《××医院成人跌倒/坠床个案调查记录单》和《××医院儿童跌倒/坠床个案调查记录单》(见附件2和附件3)。
(4)《××医院跌倒/坠床验证表》(见附件4)。
(5)《××医院高危跌倒/坠床防范检查表》(见附件5)。</td>
<td>数据搜集的方法(Data collection methodology):
□查阅病历回溯调查(Retrospective)
■现场搜集(Concurrent)</td>
</tr>
</table>

续 表

抽样样本数（Sampling and sample size）： 无抽样	使用何种统计分析图表（Statistical analysis tool）： ■趋势图（Run charts） □管制图（Control charts） □直方图（Histograms） □柏拉图（Pareto charts） □饼图（Pie chart） ■其他（Other）	监测结果如何让相关人员知道（How the data results be disseminated to staff）： （1）将不良事件上报至医院综合内网系统。 （2）护士长科室内传达、整改。 （3）护士长会议讨论。 （4）护理部每季度召开业务学习，跌倒/坠床质控小组每季度召开跌倒/坠床质控会议。 （5）每季度向护理质量管理委员会呈报分析结果。 （6）每季度向医院质量与安全管理委员会呈报分析结果。

结果分析：

（1）现状调查：分析2015年全年的患者跌倒发生率和受伤率（见下图），决定在2016年继续做好跌倒发生率和受伤率的监测工作。

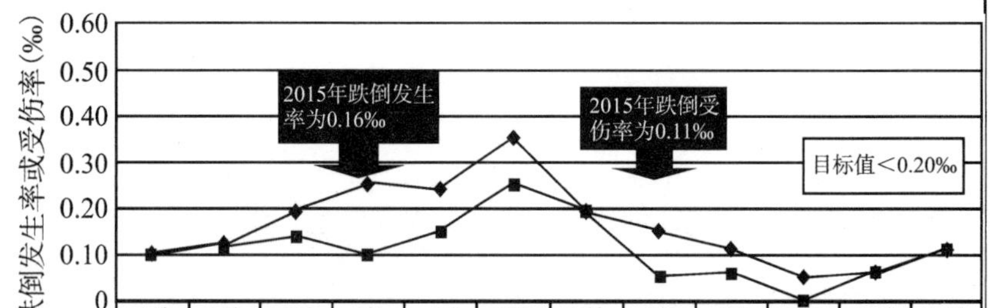

跌倒发生率或受伤率（‰）

2015年跌倒发生率为0.16‰

2015年跌倒受伤率为0.11‰

目标值＜0.20‰

	1月	2月	3月	4月	5月	6月	7月	8月	9月	10月	11月	12月
跌倒发生率（‰）	0.10	0.12	0.19	0.25	0.24	0.35	0.19	0.15	0.11	0.05	0.06	0.11
跌倒受伤率（‰）	0.10	0.12	0.14	0.10	0.15	0.25	0.19	0.05	0.06	0	0.06	0.11

2015年患者跌倒发生率与受伤率统计图

（2）原因分析：见鱼骨图。

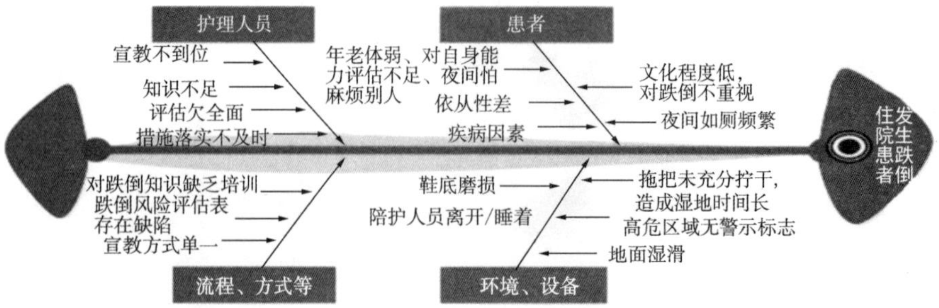

护理人员：宣教不到位；知识不足；评估欠全面；措施落实不及时

患者：年老体弱、对自身能力评估不足、夜间怕麻烦别人；依从性差；疾病因素；文化程度低，对跌倒不重视；夜间如厕频繁

流程、方式等：对跌倒知识缺乏培训；跌倒风险评估表存在缺陷；宣教方式单一

环境、设备：鞋底磨损；陪护人员离开/睡着；拖把未充分拧干，造成湿地时间长；高危区域无警示标志；地面湿滑

住院患者发生跌倒

续 表

(3) 改善计划(Gaining improvement):
1) 针对护理人员评估预知能力和预防意识差、宣教不到位等原因进行整改:
(a) 护理部每季度对全院护士的不良安全事件进行反馈,以点带面,提醒各科室护士重视跌倒的防护;跌倒/坠床质控小组每季度对护士进行跌倒防范知识培训。不能使入院跌倒宣教成为一种形式,应将入院跌倒宣教的有效性作为下一季度监测的重点内容。
(b) 对于反复发热、身体虚弱的患者,各班护士在思想上要高度重视,加强巡视,严格做好交接班。
(c) 对跌倒风险评分不准确的科室进行个别培训——如何正确对患者进行跌倒风险评估。
2) 针对与患者疾病相关因素引起跌倒的原因进行整改:科室加强宣教,落实跌倒防范措施。对于入院后通过跌倒风险评估评分为高危者,告知其及家属跌倒的危险性,并做好有关预防跌倒的宣传教育,包括:
(a) 告知患者起床"三部曲"。
(b) 对于老年人,进行跌倒危害性教育。
(c) 对于使用致跌药物的患者,医生、药师、护士做好宣教。
(d) 向患者提供安全可靠的助行器,有需要的科室将助行器图片粘于墙上进行展示。
(e) 指导患者或家属正确使用呼叫铃,有需要应及时向护士寻求帮助。
(f) 老年患者外出,需向其提供轮椅;老年患者避免长时间站立,在走廊晒日光浴时,应向其提供小凳子。
(g) 不能使入院跌倒宣教成为一种形式,应将入院跌倒宣教的有效性作为下一季度监测的重点内容。
3) 针对患者依从性差的原因进行整改:
(a) 对依从性差的患者进行反复宣教,同时邀请医生团队在查房时强调防范跌倒的重要性等。
(b) 进行针对性的宣教,如建议患者在睡前2小时减少饮水量,睡前协助其排尿;对于活动不便者,建议其使用便器,以减少因如厕而发生的跌倒。
(c) 对于跌倒多发科室,了解跌倒发生的主要原因及给予防护措施,如肢体功能障碍患者发生跌倒,建议相关科室(如内一科)请康复科协助对患者进行肢体康复功能锻炼。
(d) 制作发放跌倒发生事件的漫画手册,对患者进行预防跌倒及跌倒危害性的宣教。
(e) 11月5日举办的护理质控日活动,向全院医护人员、广大居民宣传"没有跌倒就没有伤害",介绍预防跌倒的重要性,将预防跌倒的意识深入到每个人心中。
4) 针对环境原因进行整改:
(a) 监测环境湿度,当湿度大于75%时,与总务科协商开启空调进行除湿。
(b) 在梅雨季节,不安排打蜡等加重地面湿滑的活动。
(c) 建议保洁人员使用即干的拖把(可以参考机场的拖把)。
(d) 在潮湿易滑的地方放置警示牌。
(e) 保洁车上按常规备带防滑警示牌,建议保洁人员在拖地后放置警示牌至地面干燥。
(f) 提供安静、安全的环境,避免患者因外因影响造成睡眠不足而引起头晕或自行搬至走廊导致跌倒。
(g) 穿合适的衣裤,且穿防滑鞋。

续 表

5）针对陪护不到位的原因进行整改：

(a) 对入院患者的陪护人员能力进行评估，建议陪护人员年龄<70岁。

(b) 陪护人员尽量固定，不经常更换。

(c) 建议由专业陪护人员进行陪护。

(d) 建议并协助陪护中心对陪护人员进行患者安全管理培训。

(e) 对患者与陪护人员进行跌倒宣教。

(f) 指导培训陪护人员正确的协助移位及扶行方法。

6）跌倒/坠床质控小组每季度进行分析讨论，将讨论的结果呈报给护理质量管理委员会进行分析，并对不良事件进行评估，提供建议且进行追踪。

(4) 结果(Result)：见以下两个统计图。

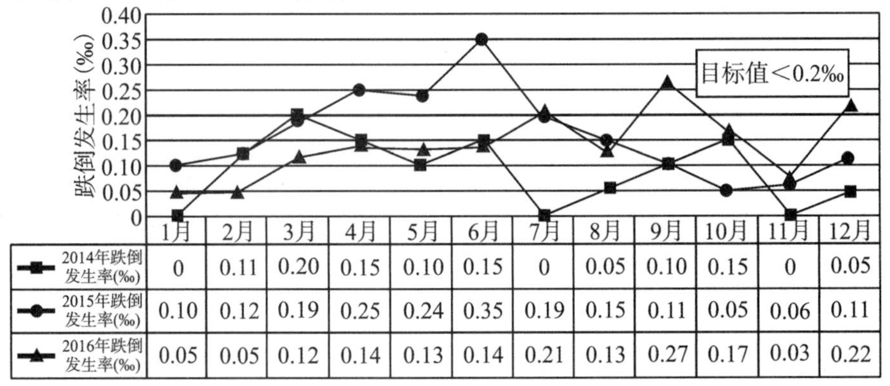

	1月	2月	3月	4月	5月	6月	7月	8月	9月	10月	11月	12月
2014年跌倒发生率(‰)	0	0.11	0.20	0.15	0.10	0.15	0	0.05	0.10	0.15	0	0.05
2015年跌倒发生率(‰)	0.10	0.12	0.19	0.25	0.24	0.35	0.19	0.15	0.11	0.05	0.06	0.11
2016年跌倒发生率(‰)	0.05	0.05	0.12	0.14	0.13	0.14	0.21	0.13	0.27	0.17	0.03	0.22

2014年、2015年、2016年跌倒发生率统计图

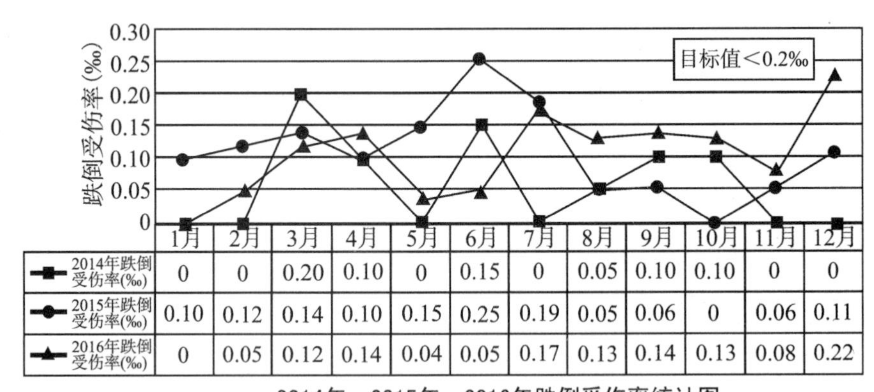

	1月	2月	3月	4月	5月	6月	7月	8月	9月	10月	11月	12月
2014年跌倒受伤率(‰)	0	0	0.20	0.10	0	0.15	0	0.05	0.10	0.10	0	0
2015年跌倒受伤率(‰)	0.10	0.12	0.14	0.10	0.15	0.25	0.19	0.05	0.06	0	0.06	0.11
2016年跌倒受伤率(‰)	0	0.05	0.12	0.14	0.04	0.05	0.17	0.13	0.14	0.13	0.08	0.22

2014年、2015年、2016年跌倒受伤率统计图

续　表

<table>
<tr><td colspan="3">指标讨论会日期和重点摘要：
★2015年12月31日跌倒/坠床质控小组临时会议：2016年跌倒/坠床质控小组的工作安排及讨论跌倒风险评分等现存问题。
★2016年2月19日护理质量管理委员会第一次会议：总结2015年跌倒发生情况，并做2016年跌倒工作安排。
★2016年4月27日跌倒/坠床质控小组第一季度会议：分析反馈2016年1—3月跌倒发生情况、原因及改进措施，反馈季度质控检查存在的问题及整改措施。
★2016年7月20日跌倒/坠床质控小组第二季度会议：分析反馈2016年4—6月跌倒发生情况、原因及改进措施，讨论学习评审标准中的相关跌倒指标监测要求及项目，反馈季度质控检查存在的问题及整改措施。
★2016年10月8日跌倒/坠床质控小组第三季度会议：分析反馈2016年7—9月跌倒发生情况、原因及改进措施，反馈季度质控检查存在的问题及整改措施。
★2016年12月28日跌倒/坠床质控小组第四季度会议：分析反馈2016年10—12月跌倒发生情况、原因及改进措施，反馈季度质控检查存在的问题及整改措施；总结2016年工作情况，讨论2017年工作计划。</td></tr>
<tr><td>分管院长：×××

审核结果：■通过　□不通过
审核人员：×××</td><td>医院评审评价办公室：×××

审核结果：■通过　□不通过
审核人员：×××</td><td>科主任/护士长：×××

审核结果：■通过　□不通过
审核人员：×××</td></tr>
</table>

附件1

××医院
跌倒/坠床发生统计表

日期	跌倒发生时间	跌倒发生科室	跌倒发生者	住院号	出生年月日	年龄	当班护士	发现者(护士、陪护者)	跌倒前评分	跌倒发生地点	跌倒时着地部位	跌倒前采取的预防措施					跌倒原因							跌倒后果(描述伤情)	坠床原因(非坠床勿填)	坠床后果(非坠床勿填)	严重程度(0、1、2、3、4级)	再次跌倒发生时间
												陪护(有、无)	床栏应用(有、无、没必要)	防护教育(有、无)	警示牌(有、无)	其他	健康状况	药物(是、否)	环境因素(是、否)	患者/家属依从性(好、差)	陪护(有、无)	保洁人员未及时清理(是、否)	其他					

附件2

××医院
成人跌倒/坠床个案调查记录单

姓　　名:______ 性　　别:______ 年　　龄:______ 出生日期:______
科　　室:______ 病 历 号:______ 住 院 号:______ 床　　号:______
调查日期:______ 调 查 者:______ 入院时间:______ 主治医师:______
跌倒时间:______ 康复科会诊:______
重复跌倒:□否 □是 此次前最近跌倒时间:__________
跌倒伤害等级:________________ 跌倒地点:________________
跌倒原因:□健康因素 □致跌药物 □环境设备因素 □陪护因素
□年龄因素 □穿着不当 □其他:______________
通报者:________ 跌倒前评估的护理人员:________________
跌倒后生命体征是否发生改变:□否 □是
访查患者(家属)造成此次跌倒的状况(原因)描述:________________________

____
跌倒时处置:____
跌倒时陪伴者:________________
入院主要诊断/跌倒相关诊断:____

____

● 跌倒风险评估调查

指　标	分　值	跌倒前评分	访查时评分
(1) 步态不稳	3	□	□
(2) GCS评分8～14分	2	□	□
(3) 移位或起身站立障碍	2	□	□
(4) 第一次离床活动	2	□	□
(5) 血红蛋白浓度≤90g/L	2	□	□
(6) 服用致跌药物	1	□	□
(7) 尿急、尿频、腹泻	1	□	□

续 表

指 标	分 值	跌倒前评分	访查时评分
(8) 有跌倒史	1	□	□
(9) 年龄≥65周岁	1	□	□
(10) 头晕、眩晕、失眠	2	□	□
(11) 无陪护	1	□	□
(12) 患者及其家属依从性	1	□	□
(13) 下肢水肿	1	□	□
(14) 视力障碍	1	□	□
(15) 无	0	□	□
总 分	21	□	□

● 跌倒状态调查

1. 为什么发生跌倒?(可多选)

   □眩晕 □无力 □滑倒 □绊倒 □撞到外物 □踏空或坐下时无支撑物

   □跌下楼梯 □被直接撞倒 □其他 □不知道原因

2. 跌倒时,身体(身躯)的姿势:

   □躺→坐 □坐→躺 □坐→站 □站→坐 □坐时 □站立时

   □走路时 □跑步时 □不记得

3. 跌倒时,是否在转身?

   □否 □是

4. 跌倒时,身体跌向哪个方向?(可多选)

   □向前 □向后 □侧倒 □坐倒 □其他方向 □不记得

5. 跌倒时,身体哪一部分最先接触地面?

   □肩 □手臂 □臀部 □髋部 □头部 □其他部位 □不记得

6. 跌倒时,髋部或臀部是否受到直接撞击?

   □无 □有 □不知道

7. 跌倒时,地面上是否有防止跌倒的东西?(可多选)

   □无 □有地毯 □有防滑垫 □有防滑瓷砖 □有其他物体

8. 跌倒时,是否有支撑物(如扶手、桌脚、椅子等)让你抓住了?

   □有 □无

9. 受伤部位：

☐无 ☐脸 ☐额 ☐肩 ☐髋 ☐背 ☐臀 ☐上肢 ☐下肢

☐尾椎 ☐其他

10. 受伤分级：

☐0级：无 ☐1级：轻度 ☐2级：中度 ☐3级：重度 ☐4级：死亡

● **跌倒预防措施落实情况调查**

1. 主要照护者：

☐家属 ☐护工 ☐无 ☐其他：________

2. 床头、腕带防跌标志：

☐有 ☐无

3. 照护者标志认知：

☐知道 ☐不知道 ☐无法检测（☐无家属 ☐无标志）

4. 患者标志认知：

☐知道 ☐不知道 ☐无法检测（☐无家属 ☐无标志）

5. 防跌宣教知识：

☐起床“三部曲” ☐设备、环境注意事项 ☐眩晕处理 ☐请人协助

☐预估如厕风险 ☐穿着宣教

附件3

××医院
儿童跌倒/坠床个案调查记录单

姓　　名:______　性　　别:______　年　　龄:______　出生日期:______
科　　室:______　病 历 号:______　住 院 号:______　床　　号:______
调查日期:______　调 查 者:______　入院时间:______　主治医师:______
跌倒时间:______　康复科会诊:____________
重复跌倒:□否　□是　　此次前最近跌倒时间:____________
跌倒伤害等级:________________　跌倒地点:______________________
跌倒原因:□健康因素　□致跌药物　□环境设备因素　□陪护因素
　　　　□年龄因素　□穿着不当　□其他:______________
通报者:________　跌倒前评估的护理人员:________________
跌倒后生命体征是否发生改变:□否　□是
访查患者(家属)造成此次跌倒的状况(原因)描述:______________________
____
跌倒时处置:____
跌倒时陪伴者:________________
入院主要诊断/跌倒相关诊断:____________________________________
____

● **跌倒风险评估调查**

指　标	分　值	跌倒前评分	访查时评分
(1) 年龄<4个月或>4岁	2	□	□
(2) 年龄4个月～4岁	4	□	□
(3) 活动障碍	2	□	□
(4) 意识障碍	2	□	□
(5) 无陪护	2	□	□
(6) 体温>39℃	2	□	□
(7) 服用致跌药物	1	□	□
(8) 视力障碍	1	□	□
总　分	16	□	□

● 跌倒状态调查

1. 为什么发生跌倒?(可多选)

□眩晕　□无力　□滑倒　□绊倒　□撞到外物　□踏空或坐下时无支撑物

□跌下楼梯　□被直接撞倒　□其他　□不知道原因

2. 跌倒时,身体(身躯)的姿势:

□躺→坐　□坐→躺　□坐→站　□站→坐　□坐时　□站立时

□走路时　□跑步时　□不记得

3. 跌倒时,是否在转身?

□否　□是

4. 跌倒时,身体跌向哪个方向?(可多选)

□向前　□向后　□侧倒　□坐倒　□其他方向　□不记得

5. 跌倒时,身体哪一部分最先接触地面?

□肩　□手臂　□臀部　□髋部　□头部　□其他部位　□不记得

6. 跌倒时,髋部或臀部是否受到直接撞击?

□无　□有　□不知道

7. 跌倒时,地面上是否有防止跌倒的东西?(可多选)

□无　□有地毯　□有防滑垫　□有防滑瓷砖　□有其他物体

8. 跌倒时,是否有支撑物(如扶手、桌脚、椅子等)让你抓住了?

□有　□无

9. 受伤部位:

□无　□脸　□额　□肩　□髋　□背　□臀　□上肢　□下肢

□尾椎　□其他

10. 受伤分级:

□0级:无　□1级:轻度　□2级:中度　□3级:重度　□4级:死亡

● 跌倒预防措施落实情况调查

1. 主要照护者:

□家属　□护工　□无　□其他:________

2. 床头、腕带防跌标志:

□有　□无

3. 照护者标志认知：

□知道　□不知道　□无法检测（□无家属　□无标志）

4. 患者标志认知：

□知道　□不知道　□无法检测（□无家属　□无标志）

5. 防跌宣教知识：

□起床“三部曲”　□设备、环境注意事项　□眩晕处理　□请人协助

□预估如厕风险　□穿着宣教

附件4

××医院
跌倒/坠床验证表

科室	患者姓名	住院号	出生日期	患者性别	跌倒发生时间	伤害等级	护士长核查时间	跌倒/坠床质控小组调查时间	患者身份信息是否相符		跌倒事件描述是否相符		跌倒伤害等级是否相符		跌倒发生原因是否相符		跌倒风险评分是否相符		备注(不相符内容)
									是	否	是	否	是	否	是	否	是	否	

注:护士长在24小时内进行验证,跌倒/坠床质控员在跌倒发生后的1～2天内完成调查,跌倒发生时间及验证时间填写年、月、日、时。符合“是”或“否”的,请在相应栏目内打钩。科室于每月5日前将跌倒发生情况总结至此表内,并发送至跌倒/坠床质控小组组长邮箱。

附件5

××医院
高危跌倒/坠床防范检查表

科　室：　　　　检查时间：　　年　　月　　日　　　　检查者：

序　号	内　容	稽查总人数/次数	符　合	不符合	不适用	符合率	整改措施
1	患者入院时给予跌倒风险评估						
2	患者入院时给予预防跌倒/坠床告知						
3	每日对高危患者进行评估						
4	对跌倒危险因素评估准确						
5	在患者病情和用药发生变化时及术后进行再评估						
6	在高危患者床单位上悬挂防跌警示牌，在腕带上粘贴防跌标志						
7	患者的穿着不易引起滑倒						
8	将呼叫器放于患者易取位置						
9	护士能及时回应患者的呼叫						
10	高危患者卧床时，加用床栏；离床活动时，有人陪护						

续　表

序　号	内　容	稽查总人数/次数	符　合	不符合	不适用	符合率	整改措施
11	对于躁动不安者，有专人陪护，必要时使用合适的约束具						
12	床、轮椅完好且患者能正确使用，走廊、卫生间扶手无松动						
13	保持地面干燥或无积水						
14	高危患者能随手取到水、卫生纸或尿壶（已倒空）						
15	对于高危患者，护理计划有体现						
16	护理人员知晓患者发生跌倒/坠床的处置流程						
17	护理人员知晓患者发生跌倒/坠床的上报流程						
合　计							

备注：（1）每个项目至少抽查10人次/次数，并在“稽查总人数/次数”栏中填写数目，若未满10人次，则填写实际稽查数目。
（2）实际稽查结果在“符合”和“不符合”栏中填写，并计算“符合率”，若无此条目内容，则在“不适用”栏中打钩。要求符合率达90%。

第二章

预防跌倒照护指引

第一节　预防跌倒照护指引管理文件

为了能更好地对住院患者进行连续性的安全照护，我们制定预防跌倒照护指引管理文件如下。

类　　别	全院制度-临床管理			编　　号	G-1-01
名　　称	预防跌倒照护指引			生效日期	20××-××-××
制定单位	护理部	责任人	×××	修订日期	20××-××-××
定期更新	每年	总页码	×	版　　本	第×版

一、目　的

1. 订立跌倒高风险人群评估指标及照护准则，提供适合跌倒高危患者的护理措施，以确保患者的安全，减少跌倒所造成的伤害。
2. 评估确认患者跌倒的危险因素，并进行系统性的流程改善，以降低患者跌倒的发生率、受伤率和伤害程度。

二、范　围

1. 适用范围：针对来院就医的患者（涵盖住院、急诊、门诊、检查区域患者），在院方所属建筑物下的任何活动，皆需要预防发生跌倒事件。
2. 流程范围

   2.1　患者入院后须签署《××医院住院预防患者跌倒/坠床告知书》（见附件5）或《××医院预防儿童跌倒/坠床告知书》（见附件7），并对患者进行宣教。对于年龄＞14岁的住院、急诊A-B区、留观室患者，使用《××医院住院患者跌倒/坠床危险因素评估表（成人）》（见附件2）。对于年龄在0个月～14岁的住院、急诊A-B区、留观室患者，使用《××医院儿童跌倒/坠床危险因素评估表》（见附件3）。对于门诊、急诊C区的患者，使用《××医院门诊患者跌倒/坠床危险因素评估表》（见附件4）。在8小时内对跌倒/坠床的危险因素进行初次评估。高风险患者每天评估1次，低风险患者每周评估1次。患者转科、病情发生变化、使用致跌药物均需进行再评估。评估内容应包含药物、年龄、跌倒史、陪护、患者所患疾病等相关内、外在危险因素。一经确定患者为跌倒高危者，须立即按跌倒预防政策执行。

2.2　门诊患者就诊时

2.2.1　根据《××医院儿童跌倒/坠床危险因素评估表》(见附件3)或《××医院门诊患者跌倒/坠床危险因素评估表》(见附件4)对患者进行跌倒/坠床风险评估。

2.2.2　必须进行评估的患者:儿童;年龄≥65岁且为神经内科、内分泌科的患者,或者患有脑血管意外、脑萎缩、帕金森病、白内障、病理性骨折这5种疾病中的一种疾病的患者。

2.2.3　对于跌倒/坠床高危患者,护士应向患者及其家属做好安全教育,并让患者或家属在《××医院门诊预防患者跌倒/坠床告知书》(见附件6)上签字。分诊护士应主动给予扶持或提供轮椅等帮助,并对患者及其家属执行预防措施,给予指导防范跌倒事件发生或转介康复科协助处理。

三、定　义

1. 患者跌倒/坠床:患者在医疗机构任何场所非预期地跌落至地面或其他平面上。
2. 跌倒高风险人群:成人为跌倒/坠床危险因素评估总分≥6分,儿童为跌倒/坠床危险因素评估总分≥4分。

四、管理权责

1. 本流程由护理质量管理委员会负责,流程文件公告于××医院综合内网系统。
2. 本流程的制订、修改、停止均应由护理质量管理委员会提出,每年进行讨论决定是否更新修改,使用未达1年的由科室提出亦可随时修正。
3. 绩效机制:按安全事件与护士长年度考核挂钩。
4. 流程相关人员职责见下表。

科室名称	组成人员	职　责
医疗组	医生	针对跌倒高危患者、已发生跌倒的患者或重复发生跌倒的患者,必要时开相关科室会诊单、检查单,给予跌倒后相关医疗诊视处理
药房	药师	在致跌药物上粘贴“跌”字标志
康复科	康复师	1. 接受会诊单后,到病床访视患者,针对肢体相关功能进行评估。 2. 制订合适的物理治疗计划
跌倒/坠床质控小组	小组成员	1. 针对跌倒高危患者,每季度到病床旁进行高风险人群评估表的比较以及防跌措施的再核查。 2. 针对已发生跌倒的患者,到病房进行个案调查

续 表

科室名称	组成人员	职　责
护理部门	护士	1. 针对高风险人群，给予预防跌倒照护措施以及相关预防跌倒宣教。 2. 针对已发生跌倒的患者，了解患者跌倒事件的特性，针对跌倒事件的发生做深入探讨及改善
总务科	技术员	及时维修病床、轮椅等
保洁公司	保洁员	保持地面清洁、安全
	护工	陪护期间落实预防跌倒措施

五、评审条文

1. 政府法规：无。
2. 评鉴条文
   2.1 《JCI医院评审标准》（第五版）IPSG.6“降低患者因跌倒受到伤害的风险”。
   2.2 《三级综合医院评审标准实施细则》（2011年版）第三章“患者安全”（七、防范与减少患者跌倒、坠床等意外事件发生）。

六、政　策

1. 医院规章制度。
2. 跌倒/坠床风险管理制度。

七、流　程

住院患者、非住院患者预防跌倒照护流程示意图见下面两图。

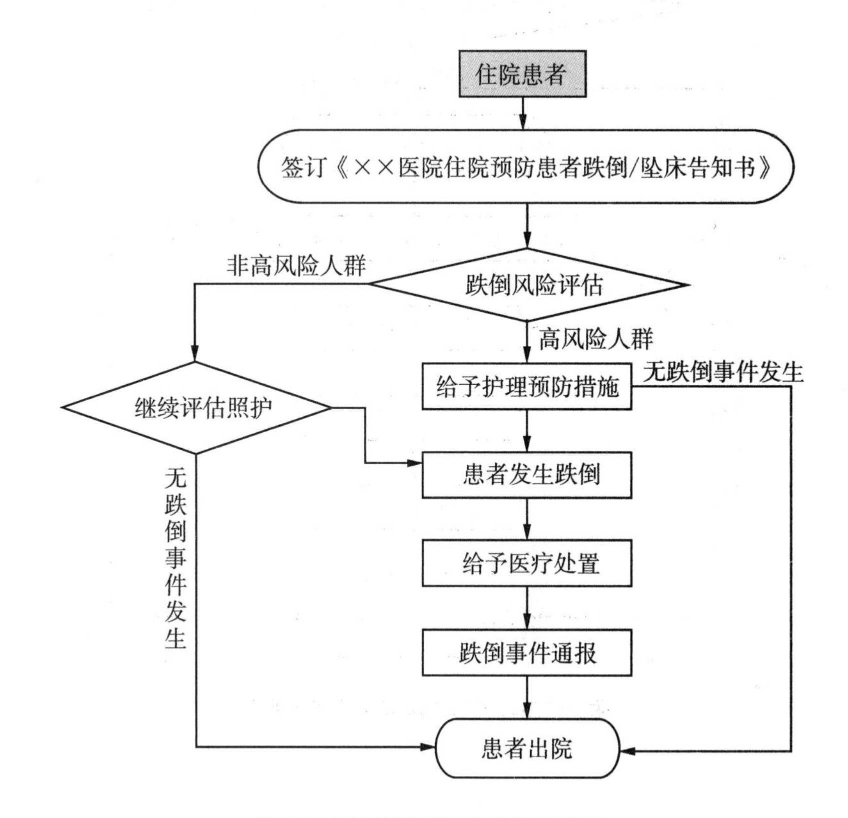

住院患者预防跌倒照护流程示意图

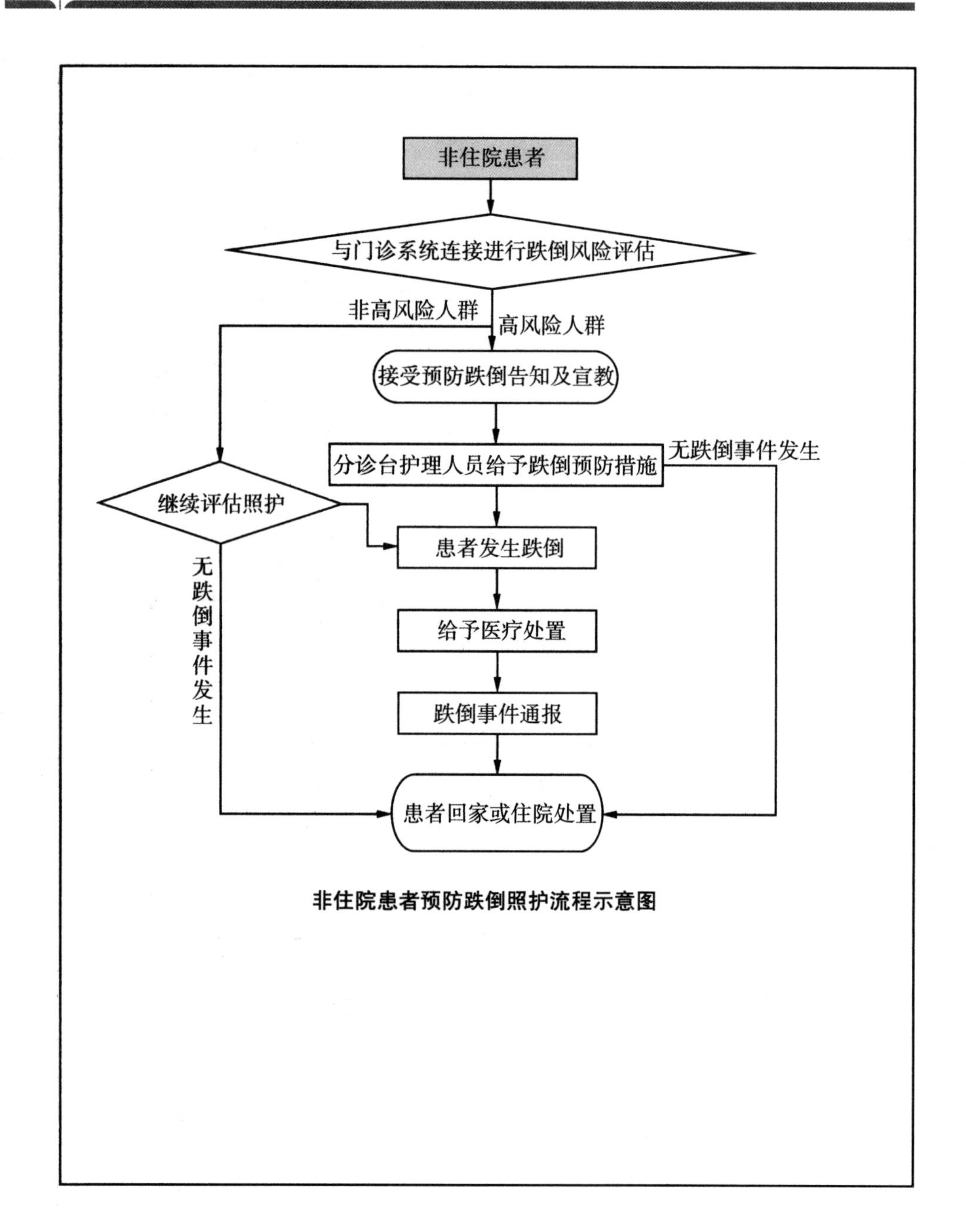

非住院患者预防跌倒照护流程示意图

八、流程说明

步　骤	说　明
1. 高风险人群评估	1.1　护理人员在患者入院时进行跌倒高风险人群筛查。 1.2　依照年龄的不同选择适合的高风险人群评量表。 1.3　评估项目、说明请参照本章第二节“跌倒风险评估工具、内容与技巧”相关内容。 1.4　将评估结果资料录入××医院医惠系统入院评估单。 1.5　对于门诊患者，在分诊台进行跌倒风险评估；对于未去分诊台评估的患者，到医生处进行评估。 1.6　住院成人患者跌倒风险评估总分达6分、儿童患者达4分、门(急)诊患者达6分，即列为高风险患者。
2. 医生开具医嘱	2.1　对于住院跌倒高风险人群，必要时由医生开会诊单至康复科，并与康复科共同进行照护。
3. 给予护理预防措施	3.1　针对所有高风险患者须施行的预防措施：确立“有跌倒/坠床风险”的护理问题，给予护理指导，以防范跌倒事件的发生。 3.2　对于新入院患者，给予环境介绍，消除环境中易导致跌倒的因素并随时保持地面干燥；夜间保持合适的照明光线，并将呼叫铃、尿壶放置在患者随手易取处。 3.3　从患者较强壮的一边来移动患者，在帮助患者移动或患者进行活动时评估患者的协调性以及平衡感。 3.4　当患者起身行走时，需注意其是否穿着合适的防滑鞋和衣裤。指导患者在起床或久蹲/久坐后站立动作要缓慢，并要求有旁人协助。 3.5　在患者开始使用辅助器具(如轮椅和助行器)前，指导并确保患者了解辅助器具的使用方式。 3.6　指导患者认识药物使用时间、剂量、副作用，以及药物与食物或其他药物的相互作用，特别注意危险因素，如疼痛、使用有平衡损害作用的药物。 3.7　护士定时(1～2小时)巡视病房，重点关注高风险患者的排便需求，告知患者及其家属跌倒的风险，患者如厕须在家属或护士的陪同下完成。 3.8　所有新入院患者在入院时签订《××医院住院预防患者跌倒/坠床告知书》(见附件5)；鼓励患者及其家属参与跌倒预防计划的制订；在高风险患者床单位上悬挂防跌警示牌，在腕带上粘贴防跌标志。 床单位上所悬挂的防跌警示牌见下图。 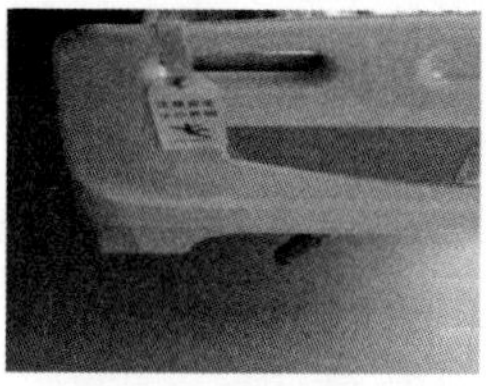 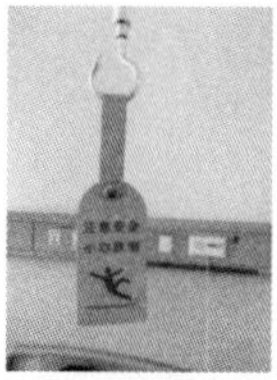 床单位防跌警示牌1　　床单位防跌警示牌2

续 表

步 骤	说 明
3. 给予护理预防措施	腕带上粘贴的防跌标志见下图。 **腕带上粘贴的防跌标志** 3.9 同时必须执行以下医院制度 3.9.1 病床、轮椅和平车的安全使用。 3.9.2 老年患者的管理。 3.9.3 约束具使用制度。 3.10 针对可能引起部分患者跌倒的危险因素,依据这些危险因素提供所需的介入措施。
4. 持续评估照护	4.1 评估时间要求:对于住院患者,评估在8小时内完成;对于需再评估的患者,应在班内完成;对于高风险患者,应每天评估护理措施的落实,并进行交班;对于低风险患者,每周评估1次。 4.2 再评估要求 4.2.1 转科患者。 4.2.2 病情发生变化:出现头晕、眩晕、乏力症状,手术后,意识发生变化,活动能力、自我照顾能力改变等。 4.2.3 治疗方案改变:使用利尿药、泻药、阿片类镇痛药、降压药、镇静催眠药、抗精神病药、抗抑郁药、降糖药、抗癫痫药、抗胆碱能药、麻醉药、抗组胺药。 4.3 将持续性评估结果资料录入××医院医惠系统病情记录护理单。 4.4 对于在就诊期间可自行走动的门诊患者,无须给予搀扶。留意地面是否有水渍或障碍物,或任何可能造成患者跌倒的物品,协助其避开。 4.5 对于步态不稳需搀扶或需器具助行的门诊患者,其起身或就座,皆需将其搀扶至安全的地方,以防跌倒。 4.6 对于使用轮椅就诊的门诊患者,需协助其固定轮椅两侧轮子并翻开踏板,以防跌倒。若患者不需起身或就座,则在其入诊室就诊时,应协助其将两侧轮子固定后完成摆位。 4.7 对于使用推床就诊的门诊患者,需协助其使用双侧床栏及固定推床两侧轮子。若患者由推床移至诊察床接受检查,则需将其推床两侧轮子固定,推床旁及诊察床旁均需有人,并协助患者安全移至诊察床,以防跌倒。

续　表

步　骤	说　明
5. 患者发生跌倒	5.1　住院患者跌落至地面或其他平面上。 5.2　非住院(门诊、检查前、血液透析、急诊等)患者在医院所属建筑物下进行任何医疗或非医疗活动时发生跌倒。
6. 跌倒后处置	6.1　检查患者是否受伤及其生命体征、精神状态。 6.2　根据损伤情况采取合适的搬运方法。 6.3　报告医生,并根据需要采取治疗和护理。 6.4　记录跌倒发生经过和处理,必要时由医护人员向家属进行解释;无家属者若发生跌倒,应立即通知其家属。 6.5　进入××医院综合内网填写并上报医疗安全不良事件。 6.6　医护人员发现造成患者跌倒的高危环境、设备因素,应及时通知总务科或设备科。 6.7　护理部、总务科对跌倒事件进行调查,每月汇总报医评办;医评办根据不良事件严重程度提出改进建议并报医院质量与安全管理委员会,经医院质量与安全管理委员会批准后由相关部门执行。
7. 跌倒事件通报	7.1　护理人员在跌倒发生24小时内进入××医院综合内网首页,点击“不良事件”进入系统,点击“新建流程”“事件名称类型”选择跌倒事件,按项目内容填写并按流程上报,护理部、总务科对跌倒事件进行调查验证。
8. 患者出院	8.1　住院患者完成治疗后出院。 8.2　非住院(门诊、检查前、血液透析、急诊等)患者就诊检查后由家属护送离开;若无家属但又需要护送者,则联系家属或朋友接回。

九、器材工具

器材工具名称	数　量	用途说明
计算机	不定	提供给相关人员开单、评估、通报等做系统记录
辅助器具	不定	辅助患者行动或检查治疗

十、教育培训

对　象	具体做法
1. 新入职人员	1.1 由科室带教老师实际带领新入职护士到病床旁，按跌倒/坠床危险因素评估表进行跌倒防范措施宣教。 1.2 由单位临床老师实际带领新入职护士进行操作示范，将评估结果资料录入××医院医惠系统入院评估单。 1.3 指导新入职护士进入××医院综合内网学习跌倒/坠床风险管理制度，且需在1个月内完成学习。
2. 在职人员	2.1 跌倒/坠床质控小组每季度抽查住院跌倒高危患者，确认护理人员跌倒评估项目和防跌措施的正确性。 2.2 跌倒/坠床质控小组每季度开展预防跌倒的相关知识小讲课。

十一、质量管理

控制重点/指标	管理内容（衡量、验证、监测、改善）
1. 高风险人群跌倒预防措施遵循率	1.1 分子/分母：检查表项目达到遵循点数/高风险人群跌倒预防检查表总核查点数。 1.2 收集方法：每季度检查每个临床住院病区，审查采用《××医院高危跌倒/坠床防范检查表》（见附件1），填写实际稽查人数，找出高危患者个案，核查措施执行情况。 1.3 资料验证：跌倒/坠床质控小组成员在检查时填写资料并计算，然后上交跌倒/坠床质控小组组长，组长整理汇总并再次确认表格资料的正确性。 1.4 遵从性监测方法：跌倒/坠床质控小组使用《××医院高危跌倒/坠床防范检查表》（见附件1）进行稽查。 1.5 异常分析与改善：发现问题可现场向科室护士长及科室质控员反馈或提出建议。科室每季度检查讨论遵从性结果，符合率未达90%的将进行PDCA改善。
2. 住院患者跌倒发生率	2.1 分子/分母：住院患者有记录的跌倒事件数/每月各类别单位的住院人日数（内科病区＋外科病区＋妇产科病区＋五官科病区＋感染科病区＋急诊胸外病区＋ICU＋儿科病区）。 2.2 收集方法：在住院患者跌倒事件发生24小时内，所属科室护理人员进入××医院综合内网，登录不良事件系统并上报跌倒事件。 2.3 资料验证：由当班护理人员填写跌倒事件后暂存，护士长或质控员在跌倒事件发生24小时内审查资料的正确性；资料上报后由跌倒/坠床质控小组进行个案调查，验证后将每月资料汇总。 2.4 发生率监测方法：跌倒/坠床质控小组组长每月将跌倒事件数汇总后作为分子，将从病案室获取的床日数作为分母，计算结果上报护理部及质控部。 2.5 异常分析与改善：若每季度的发生率超过目标值（目标值<0.20‰），则护理部将进行讨论并改善。

续 表

控制重点/指标	管理内容(衡量、验证、监测、改善)
3. 住院患者跌倒受伤率	3.1 分子/分母:所有跌倒事件记录中受伤程度为轻度(2级)以上者/每月各类别单位的住院人日数(内科病区+外科病区+妇产科病区+五官科病区+感染科病区+急诊胸外病区+ICU+儿科病区)。 3.2 收集方法:在住院患者跌倒事件发生24小时内,所属科室护理人员进入××医院综合内网,登录不良事件系统并上报跌倒事件。 3.3 资料验证:由当班护理人员填写跌倒事件后暂存,护士长或质控员在跌倒事件发生24小时内审查资料的正确性;资料上报后由跌倒/坠床质控小组进行个案调查,验证后将每月资料汇总。 3.4 受伤率监测方法:跌倒/坠床质控小组组长每月将跌倒事件数汇总后作为分子,将从病案室获取的床日数作为分母,计算结果上报护理部及质控部。 3.5 异常分析与改善:若每季度的受伤率超过目标值(目标值<0.20‰),则护理部将进行讨论并改善。
4. 非住院患者跌倒发生例数	4.1 发生例数:有记录的非住院患者跌倒发生例数(如急诊、门诊或透析中心患者,访客、陪护、家属及医护人员、住院患者不列入此指标)。 4.2 收集方法:在非住院患者跌倒事件发生24小时内,所属科室护理人员进入××医院综合内网,登录不良事件系统并上报跌倒事件。 4.3 资料验证:由当班护理人员填写跌倒事件后暂存,护士长或质控员在跌倒事件发生24小时内审查资料的正确性。 4.4 发生率监测方法:跌倒/坠床质控小组组长每月汇总跌倒事件上报例数。 4.5 异常分析与改善:统计分析每季度跌倒事件数,护理部将进行检讨并改善。
5. 跌倒伤害程度	5.1 召集相关人员进行PDCA改善,或由医评办根据不良事件严重程度进行根因分析。

十二、风险管理

风险来源	预防与应对措施
1. 信息系统瘫痪	1.1 应对:暂时以手工方式记录评估结果,待信息系统恢复正常后再行输入。
2. 未筛选出高风险人群或评估不准确	2.1 预防 2.1.1 护士长就评估表内容与技巧对科室成员进行教育培训。 2.1.2 针对非高风险人群或评估不准确,护士长到病床旁进行高风险人群评估表再评估比较以及防跌倒措施再核查。 2.2 应对:针对评估结果的差异,再次讨论后由护士长对科室成员进行教育培训。

续 表

风险来源	预防与应对措施
3. 跌倒预防与应对	3.1 跌倒预防 3.1.1 护士长依照《××医院高危跌倒/坠床防范检查表》(见附件1)内容督查高风险人群是否落实防跌倒措施。 3.1.2 对于已发生跌倒的患者,跌倒/坠床质控小组成员到病床旁进行个案调查。 3.2 跌倒发生时应对 3.2.1 检查患者是否受伤及其生命体征、精神状态。 3.2.2 根据损伤情况采取合适的搬运方法。 3.2.3 报告医生,并根据需要采取治疗和护理。 3.2.4 记录跌倒发生经过和处理,必要时由医护人员向家属进行解释;无陪护者若发生跌倒,则应立即通知其家属。

十三、表单附件

附件1 ××医院高危跌倒/坠床防范检查表
附件2 ××医院住院患者跌倒/坠床危险因素评估表(成人)
附件3 ××医院儿童跌倒/坠床危险因素评估表
附件4 ××医院门诊患者跌倒/坠床危险因素评估表
附件5 ××医院住院预防患者跌倒/坠床告知书
附件6 ××医院门诊预防患者跌倒/坠床告知书
附件7 ××医院预防儿童跌倒/坠床告知书
附件8 ××医院住院患者跌倒/坠床发生处置流程
附件9 ××医院住院患者跌倒/坠床发生上报流程
附件10 ××医院患者跌倒/坠床发生验证流程

十四、审 核

部 门		核准主管	核准日期
主 办	护理质量管理委员会	主 任:×××	20××-××-××
		院 长:×××	
协 办	跌倒/坠床质控小组	组 长:×××	20××-××-××

附件1

××医院
高危跌倒/坠床防范检查表

科　室：　　　　检查时间：　　年　　月　　日　　　检查者：

序　号	内　容	稽查总人数/次数	符合	不符合	不适用	符合率	整改措施
1	患者入院时给予跌倒风险评估						
2	患者入院时给予预防跌倒/坠床告知						
3	每日对高危患者进行评估						
4	对跌倒危险因素评估准确						
5	在患者病情和用药发生变化时及术后进行再评估						
6	在高危患者床单位上悬挂防跌警示牌，在腕带上粘贴防跌标志						
7	患者的穿着不易引起滑倒						
8	将呼叫器放于患者易取位置						
9	护士能及时回应患者的呼叫						
10	高危患者卧床时，加用床栏；离床活动时，有人陪护						

续 表

序 号	内 容	稽查总人数/次数	符合	不符合	不适用	符合率	整改措施
11	对于躁动不安者，有专人陪护，必要时使用合适的约束具						
12	床、轮椅完好且患者能正确使用，走廊、卫生间扶手无松动						
13	保持地面干燥或无积水						
14	高危患者能随手取到水、卫生纸或尿壶（已倒空）						
15	对于高危患者，护理计划有体现						
16	护理人员知晓患者发生跌倒/坠床的处置流程						
17	护理人员知晓患者发生跌倒/坠床的上报流程						
合 计							

备注：（1）每个项目至少抽查10人次/次数，并在“稽查总人数/次数”栏中填写数目，若未满10人次，则填写实际稽查数目。
（2）实际稽查结果在“符合”和“不符合”栏中填写，并计算“符合率”，若无此条目内容，则在“不适用”栏中打钩。要求符合率达90%。

附件2

××医院
住院患者跌倒/坠床危险因素评估表(成人)

危险因素	评估说明	评分
步态不稳	会下床	3
GCS评分8～14分		2
移位或起身站立障碍		2
第一次离床活动	术后、产后	2
血红蛋白浓度≤90g/L		2
服用致跌药物	使用一种及以上下列药物者:利尿药、泻药、阿片类镇痛药、降压药、镇静催眠药、抗精神病药、抗抑郁药、降糖药、抗癫痫药、抗胆碱能药、麻醉药、抗组胺药	1
尿频、尿急、腹泻	白天不少于8次、夜晚睡觉时间不少于2次下床排便	1
有跌倒史	最近一年内有跌倒史	1
年龄≥65周岁		1
头晕、眩晕、体位性低血压		2
无陪护		1
患者及家属依从性差		1
下肢水肿	下肢重度水肿(++)及以上	1
视力障碍	视野受限、单盲、双盲、弱视、远视、白内障、青光眼、眼底病、复视、高度近视、视物模糊	1
无		0

备注:(1) 参照Hendrich Ⅱ量表及临床常见跌倒原因修订本表。
(2) 适用于对14岁以上的住院、急诊A-B区、留观室患者进行跌倒风险评估。
(3) 跌倒风险评估总分≥6分,属高风险人群,需列入预防跌倒护理计划,并给予护理措施及每日评估1次。
(4) 护理措施:①保持地面干燥,做好地面落差提醒;②提供足够的照明光线;③患者应穿合适的衣裤及防滑拖鞋,医院为外出检查行动不便者准备轮椅;④使用床栏;⑤使用约束具;⑥因疾病需要卧床的患者,不要随意下床如厕,以免跌倒;⑦需有人陪护;⑧指导患者起床“三部曲”及强化安全宣教,并在患者腕带上粘贴防跌标志,以及在床单位上悬挂防跌警示牌。

附件3

××医院
儿童跌倒/坠床危险因素评估表

危险因素	评估说明	评分
年　龄	＜4个月或＞4岁	2
	4个月～4岁	4
活动障碍	步态不稳或爬行活动障碍，需他人协助或使用辅助器具	2
意识障碍	意识模糊	2
陪护照顾	无陪护	2
高　热	体温＞39℃	1
服用影响意识或活动等的药物	使用一种及以上下列药物者：利尿药、泻药、阿片类镇痛药、降压药、镇静催眠药、抗精神病药、抗抑郁药、降糖药、抗癫痫药、抗胆碱能药、麻醉药、抗组胺药	1
视力障碍	视野受限、单盲、双盲、弱视、青光眼、复视、高度近视	1

备注：(1) 参照Hendrich Ⅱ量表及临床常见跌倒原因修订本表。
(2) 适用于对0个月～14岁的患者进行跌倒风险评估。
(3) 跌倒风险评估总分≥4分，属高风险人群，需列入预防跌倒护理计划，并给予护理措施及每日评估1次。
(4) 护理措施：①保持地面干燥，做好地面落差提醒；②提供足够的照明光线；③必须有一名家长陪护，且照护者随时陪伴在患儿身边；④使用床栏；⑤指导患儿起床"三部曲"及强化安全宣教，并在患儿腕带上粘贴防跌标志，以及在床尾悬挂防跌警示牌；⑥指导家长或照护者正确的婴儿环抱方法，防止婴儿跌落。

附件4

××医院
门诊患者跌倒/坠床危险因素评估表

危险因素	评估说明	评分
重要致跌因素	步态不稳	3
	使用一种及以上下列药物：利尿药、泻药、阿片类镇痛药、降压药、镇静催眠药、抗精神病药、抗抑郁药、降糖药、抗癫痫药、抗胆碱能药、麻醉药、抗组胺药	1
次要致跌因素	年龄≥65周岁	1
	饮酒	1
	头晕或眩晕	1
	视力障碍：视野受限、单盲、双盲、弱视、远视、白内障、青光眼、眼底病、复视、高度近视、视物模糊	1
	精神障碍性疾病（如抑郁症等）	1
	足部感觉异常（水肿）	1
	移位或起身站立障碍（如骨关节疾病等）	1
	一年内曾有跌倒/坠床史	1
总　分		
评估时间及签名		

备注：（1）参照Hendrich Ⅱ量表及临床常见跌倒原因修订本表。
（2）适用于对门诊、急诊C区患者进行跌倒风险评估。
（3）必须进行评估的患者：年龄≥65岁且为神经内科、内分泌科的患者，或者患有脑血管意外、脑萎缩、帕金森病、白内障、病理性骨折这5种疾病中的一种疾病的患者。
（4）对于跌倒风险评估总分≥6分的高危患者，应执行预防措施，并给予指导防范跌倒事件发生或需转介康复科协助处理。
（5）分诊护士若发现患者步态不稳，即向其告知预防跌倒措施。

附件5

××医院
住院预防患者跌倒/坠床告知书

姓　　名:______　病历号:______　年　龄:______　性　别:______
出生日期:______　病　区:______　床　位:______　住院号:______

尊敬的患者或家属:

这是一份有关预防患者跌倒/坠床的告知书,目的是告诉您(您的家人)预防患者跌倒/坠床的相关事宜,以防止或减少您(您的家人)受到不必要的伤害。根据您(您的家人)住院期间的疾病程度、用药情况和身体情况等,为了防止跌倒/坠床事件的发生,我们共同努力,希望得到您(您的家人)的配合,特给予告知。

您(您的家人)需注意以下事项:

(1) 穿着合适的裤子,并穿防滑鞋。

(2) 在湿式拖地后避免不必要的走动。

(3) 睡觉时将床栏拉起,离床活动时应有人陪护。

(4) 请您(您的家人)将信号灯、眼镜、杂志等放在随手易取之处,学会使用床边呼叫器。

(5) 如您(您的家人)头晕或服用镇静催眠药,则下床前应先坐于床缘,然后由照护者扶下床。

(6) 如您(您的家人)在行走时出现头晕、双眼发黑、下肢无力、步态不稳或不能移动等情况,请立即原地坐(蹲)下或靠墙,并呼叫他人帮助。

(7) 改变体位应遵守"三部曲",即"平躺30秒,坐起30秒,站立30秒,再行走。避免突然改变体位,尤其是夜间"。

(8) 请您(您的家人)尽量将常用私人物品放于固定位置,并保持走道通畅。

(9) 特别提醒:请您(您的家人)在离开病房时不要穿拖鞋,以防发生跌倒。

您的签名表示:

(1) 您已阅读、理解并同意前面所述的内容。

(2) 您(您的家人)的医生对以上提出的情况向您(您的家人)做了充分的解释。

(3) 您(您的家人)已经得到了预防患者跌倒/坠床的相关信息。

(4) 您(您的家人)愿意配合医护人员做好相关预防工作,如果因不配合医护人员工作而发生意外,那么与医院无关。

□患者 □授权人签名:______ 指印(□右食指指印 □左食指指印)______

联系电话:________________ 时间:______年____月____日____时____分

责任护士签名:______________ 时间:______年____月____日____时____分

附件6

××医院
门诊预防患者跌倒/坠床告知书

姓　　名:____________ 性　别:____________ 年　龄:____________
出生日期:____________ 门诊号:____________

尊敬的患者或家属:

这是一份有关预防患者跌倒/坠床的告知书,目的是告诉您(您的家人)预防患者跌倒/坠床的相关事宜,以防止或减少您(您的家人)受到不必要的伤害。根据您(您的家人)的身体情况,为了防止跌倒/坠床事件的发生,我们共同努力,希望得到您(您的家人)的配合,特给予告知。

您(您的家人)需注意以下事项:

(1) 穿着合适的裤子,并穿防滑鞋。

(2) 雨天地面湿滑,请您(您的家人)避免不必要的走动。携带小孩的家长请看管好您的小孩,以防小孩跌倒,并小心行走。

(3) 如您(您的家人)行走不便,请您(您的家人)使用走廊、卫生间、楼梯或电梯的扶手;或使用辅助工具(如手杖、轮椅、平车等),同时必须正确操作工具以保障安全,如使用轮椅请系好安全带,使用平车请拉起安全栏,并保证行至斜坡时头处于高处。

(4) 如您(您的家人)在行走时出现头晕、双眼发黑、下肢无力、步态不稳或不能移动等情况,请立即原地坐(蹲)下或靠墙,并呼叫他人帮助。

(5) 如您(您的家人)服用镇静催眠药等,则在未完全清醒状态下请勿下床活动。如您(您的家人)使用了降压药、降糖药、利尿药,则请注意避免突然改变体位。改变体位应遵守"三部曲",即"平躺30秒,坐起30秒,站立30秒,再行走。避免突然改变体位,尤其是夜间"。在日常生活中,您(您的家人)起床、如厕、散步、洗澡等均需要有家人在旁照顾;活动需谨慎,走动时先站稳再起步,身旁有人搀扶;上下床、便后起身、低头弯腰等动作要缓慢,避免猛回头和急转;尽量使用坐式便器;避免长时间洗热水澡,浴室内要放置防滑垫。

您的签名表示：

(1) 您已阅读、理解并同意前面所述的内容。

(2) 您(您的家人)的医生对以上提出的情况向您(您的家人)做了充分的解释。

(3) 您(您的家人)已经得到了预防患者跌倒/坠床的相关信息。

(4) 您(您的家人)愿意配合医护人员做好相关预防工作，如果因不配合医护人员工作而发生意外，那么与医院无关。

□患者　□授权人签名：______　指印(□右食指指印　□左食指指印)______

联系电话：________________　时间：______年____月____日____时____分

责任护士签名：______________　时间：______年____月____日____时____分

附件7

××医院
预防儿童跌倒/坠床告知书

姓　　名:______　病历号:______　年　龄:______　性　别:______
出生日期:______　病　区:______　床　位:______　住院号:______

尊敬的患者或家属:

这是一份有关预防儿童跌倒/坠床的告知书,目的是告诉您(您的家人)预防儿童跌倒/坠床的相关事宜,以防止或减少儿童受到不必要的伤害。根据您的孩子在住院期间的疾病程度、用药情况和身体情况等,为了防止跌倒/坠床事件的发生,我们共同努力,希望得到您(您的家人)的配合,特给予告知。

您(您的家人)需注意以下事项:

(1) 患儿在住院期间必须有一名家属陪护,若家属有事需要离开病房,则应等其他家属前来换班后方可离去。

(2) 对于会行走的患儿,禁止其穿成人鞋行走或在病房内追逐嬉戏。特别是对于蹒跚学步的患儿,更需要您(您的家人)严密看护,以防发生跌倒或坠床。若患儿比较好动,则请您(您的家人)多加注意安全。

(3) 请您(您的家人)看护好患儿,禁止患儿在床上站立或蹦跳。当患儿睡觉时,请您(您的家人)将床栏拉起;当患儿离床活动时,应有人陪护。

(4) 在喂乳时请您(您的家人)拉起床栏,并小心抱住患儿以防跌落。

(5) 对于需家属怀抱的患儿,请家属在怀抱患儿活动时穿着合适的裤子,并穿防滑鞋。

(6) 若发现病房、浴室地面潮湿,则请您(您的家人)立即通知保洁人员处理。此外,在湿式拖地后请避免不必要的走动。

(7) 切勿让患儿单独待在病房、陪客床、卫生间、走廊、开水房等地方,请您(您的家人)随时陪伴在患儿身边。

(8) 请您(您的家人)尽量将常用私人物品放于固定位置,并保持走道通畅。

(9) 请您(您的家人)学会使用床边呼叫器。

您的签名表示：

(1) 您已阅读、理解并同意前面所述的内容。

(2) 您(您的家人)的医生对以上提出的情况向您(您的家人)做了充分的解释。

(3) 您(您的家人)已经得到了预防患儿跌倒/坠床的相关信息。

(4) 您(您的家人)愿意配合医护人员做好相关预防工作，如果因不配合医护人员工作而发生意外，那么与医院无关。

□患者　□授权人签名:______　指印(□右食指指印　□左食指指印)______

联系电话:__________________　时间:______年____月____日____时____分

责任护士签名:______________　时间:______年____月____日____时____分

附件8

××医院
住院患者跌倒/坠床发生处置流程

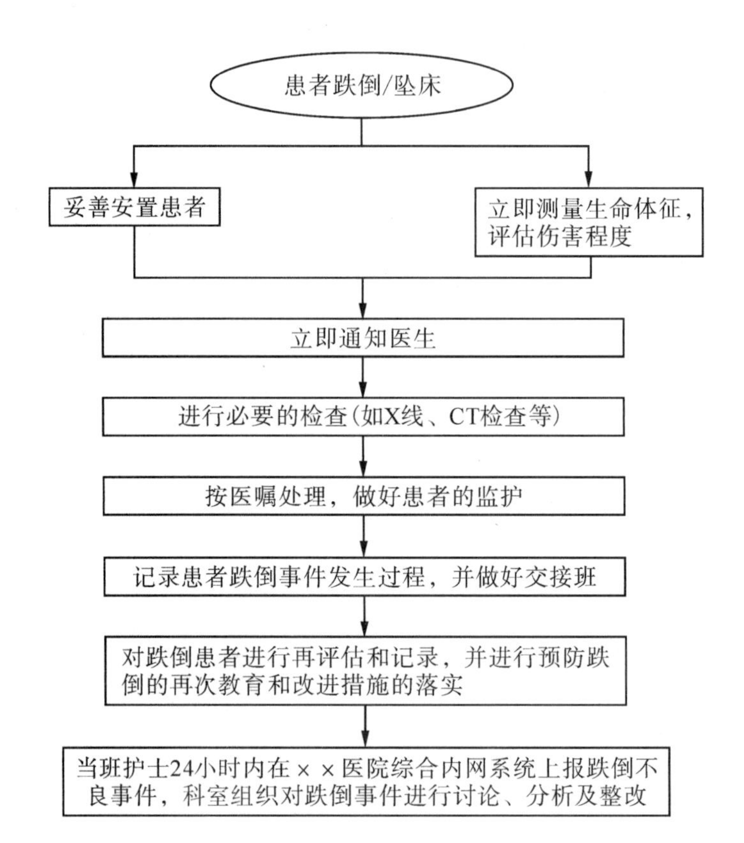

附件9

××医院
住院患者跌倒/坠床发生上报流程

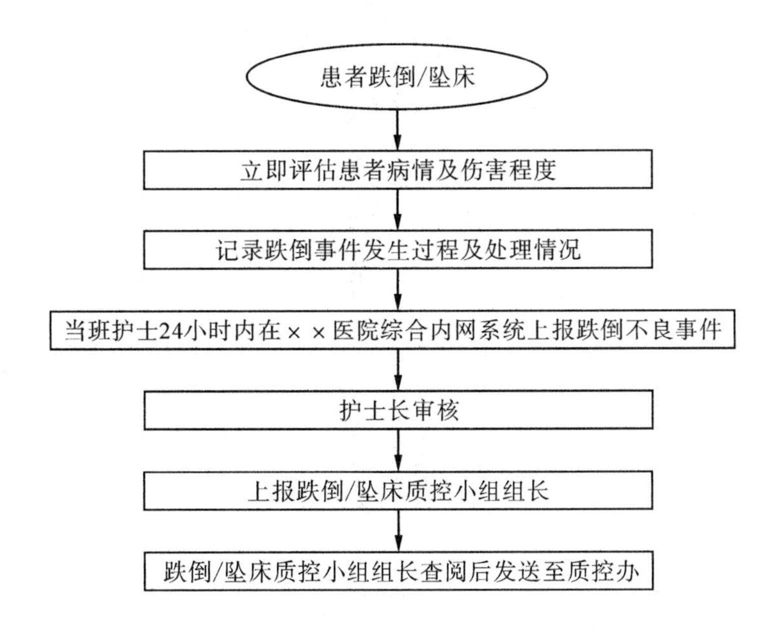

附件10

××医院
患者跌倒/坠床发生验证流程

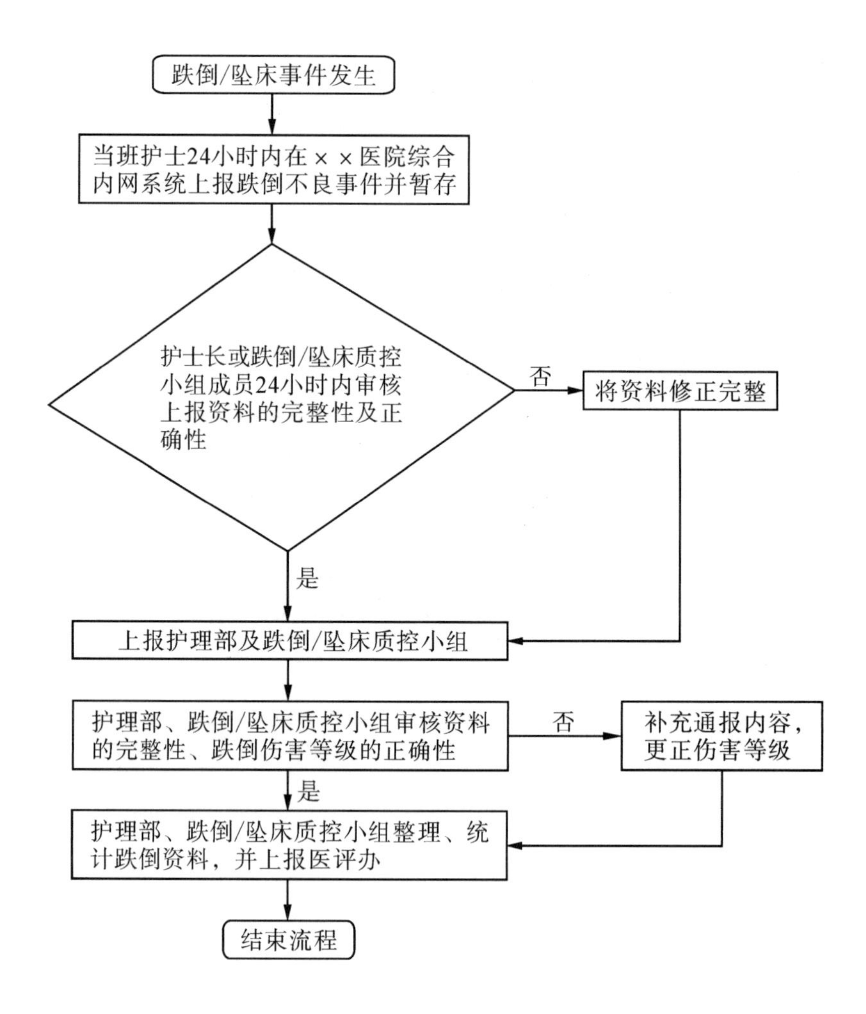

第二节 跌倒风险评估工具、内容与技巧

跌倒风险评估工具、内容与技巧如下。

1. 步态不稳

● 步态不稳的定义:患者在行走时出现乏力、摇晃、跛行或有一侧肢体功能障碍。

● 分数:3分。

● 给分条件:有以下状况时给分。

对象:除植物人及昏迷、长期卧床且下肢挛缩者外,其余皆为本项目评估对象。

评估重点:因疾病因素无法下床(如入院后一直卧床、怕痛或怕跌倒而不愿下床、医嘱限制下床),仍需给分。

● 询问与观察:

(1) 患者在行走时是否会出现一跛一跛不稳的情形。

(2) 患者是否需要搀扶。

(3) 患者是否需要使用助行器。

2. GCS评分

● 分数:2分。

● 给分条件:GCS评分8~14分(意识清楚评分为15分,8分以下为昏迷)。

● 询问与观察:评分为

(1) 主要诊断患者是否有意识不清的状况。

(2) 是否可以与患者进行沟通:①请问你叫什么名字? ②知道这里是哪里吗? ③现在是白天还是晚上?

3. 移位或起身站立障碍

● 分数:2分。

● 给分条件:有以下状况时给分。

对象:以患者为主要对象,家属次之(若患者无法自主回答,则以家属答案为参考依据)。

评估重点:患者需要协助或自行扶栏杆、椅子,或需要他人搀扶来完成移位及站立,需给分。

● 询问与观察:

(1) 患者有能力借由协助起身或下床。

(2) 患者在移位或起身站立时:①由床上起身坐起,是否猛拉床栏? ②由床上坐起后移位至床缘,是否需要搀扶? ③于床缘起身站立时,是否需要搀扶?

4. 第一次离床活动

● 分数:2分。

● 给分条件:手术后、产后第一次起床。

● 评估重点:手术后、产后第一次坐起或站起时是否感乏力、头晕或眩晕。

5. 血红蛋白

● 分数:2分。

● 给分条件:血常规示血红蛋白浓度≤90g/L。

评估重点:最近一次的血常规(最近7天)。

6. 服用致跌药物

● 分数:1分。

● 给分条件:处方上标示“跌”字的药物。

致跌药物共有十二类:(a) 利尿药;(b) 泻药;(c) 阿片类镇痛药;(d) 降压药;(e) 镇静催眠药;(f) 抗精神病药;(g) 抗抑郁药;(h) 降糖药;(i) 抗癫痫药;(j) 抗胆碱能药;(k) 麻醉药;(l) 抗组胺药。

7. 尿频、尿急、腹泻

● “经常”的定义:白天如厕不少于8次,或夜晚睡觉时间如厕不少于2次。

● 分数:1分。

● 给分条件:有以下状况时给分。

对象:以患者为主要对象,家属次之(若患者无法自主回答,则以家属答案为参考依据)。

● 询问与观察:

(1) 询问患者或家属,患者是否尿频。

(2) 患者夜晚睡觉时间起来排便几次?

(3) 患者白天多久排便一次? 1小时? 2小时?

(4) 患者若有下列情况则为“否”:①使用导尿管;②使用尿片或在床上排

便;③在床上使用尿壶或便盆。

8. 有跌倒史

● 分数:1分。

● 给分条件:有以下状况时给分。

对象:以患者为主要对象,家属次之(若患者无法自主回答,则以家属答案为参考依据)。

评估重点:一年内曾有跌倒经历。跌倒是因外力造成的(如被机动车、自行车撞倒的),不给分。

● 询问与观察:询问患者或家属,这一年内有无在家里、户外、医院发生跌倒。

9. 年龄≥65周岁

● 分数:1分。

● 给分条件:计算机信息显示,以计算机信息为主。

评估重点:入院时核对患者出生日期,精确年龄。

10. 头晕、眩晕、失眠

● 分数:1分。

● 给分条件:有以下状况时给分。

对象:以患者为主要对象,家属次之(若患者无法自主回答,则以家属答案为参考依据)。

评估重点:手术后或产后第一次起床者易出现头晕、眩晕现象,失眠者出现精神不振、困倦、记忆力和注意力下降等现象。

● 询问与观察:

(1) 询问患者或家属,现在患者是否有头晕、眩晕现象。

(2) 询问患者夜间有无入睡困难、睡眠质量下降、睡眠时间减少现象。

(3) 询问患者变换下列姿势是否会出现头晕:①由躺着起身坐起时;②由床边或座椅上坐下或起身时;③由坐便器上坐下或起身时。

11. 无陪护

● 分数:1分。

● 给分条件:有以下状况时给分。

有照护陪伴者,但照护时间<4小时。

12. 患者及家属依从性差

● 分数:1分。

● 给分条件:有以下状况时给分。

对象:患者或家属对医护人员的依从性及合作性差,防跌倒意识弱,对防跌倒措施不以为然。

13. 下肢水肿

● 分数:1分。

● 给分条件:下肢重度水肿(++)(主要评估妊娠妇女),水肿延及大腿。

评估重点:下肢皮肤紧绷发亮,指腹压之凹陷,有时伴有感觉迟钝、麻木。

14. 足部感觉异常

● 分数:1分。

● 给分条件:有以下状况时给分。

对象:以患者为主要对象,家属次之(若患者无法自主回答,则以家属答案为参考依据)。

评估重点:足部水肿,足底迟钝、麻木、疼痛,蜂窝组织炎,双侧感觉异常,需给分。

● 询问与观察:

(1) 询问患者足部有无麻木、疼痛现象。

(2) 询问患者是否自觉足部迟钝。

(3) 观察患者足部是否出现水肿现象。

(4) 以手指触摸患者足部两边,再比较两足是否有感觉不同的情况。

15. 视力障碍

● 分数:1分。

● 给分条件:有视野受限、单盲、双盲、弱视、远视、白内障、青光眼、眼底病、复视、高度近视、视物模糊。

对象:以患者为主要对象,家属次之(若患者无法自主回答,则以家属答案为参考依据)。

评估重点:主动询问患者视力状况,若患者无法描述,则可征询家属。

● 询问与观察:询问患者是否有视物不清、复视的情形。

16. 年龄4个月~4岁

● 分数:4分。

● 给分条件:计算机信息显示,以计算机信息为主。

评分重点:入院时核对患儿出生日期,精确年龄。

17. 活动障碍(儿童)

● 分数:2分。

● 给分条件:有以下状况时给分。

对象:以患者为主要对象,家属次之(若患者无法自主回答,则以家属答案为参考依据)。

● 询问与观察:

(1) 患者有能力下床走动,但步态不稳。

(2) 患者爬行活动有障碍,需他人协助或使用辅助器具。

18. 高热

● 分数:1分。

● 给分条件:体温>39℃。

19. 有精神障碍性疾病

● 分数:1分。

● 给分条件:有以下状况时给分。

对象:以患者为主要对象,家属次之(若患者无法自主回答,则以家属答案为参考依据)。

● 询问与观察:

(1) 检查病历是否有抑郁症病史(并服用抗抑郁药)。

(2) 询问患者或家属是否曾出现情绪低落而去精神科就诊并服用药物。

(3) 观察患者有无情绪低落或郁闷表现。

20. 饮酒

● 分数:1分。

● 给分条件:入院前有饮酒史,并出现醉酒状态。

评估重点:询问饮酒量,观察患者的意识状态、活动步态等。

第三节 对跌倒危险因素所需提供的介入措施

根据临床中跌倒的各种危险因素，提出以下针对性的介入措施。

危险因素	介入措施
与患者自身相关	
与患者疾病相关的因素：脑卒中；关节炎；痴呆/思维混乱/精神错乱；心脏疾病；后天脑部受伤；帕金森病；脱水；知觉（视觉、听觉等）损伤；体位性低血压；血压不稳	1. 对于“痴呆/思维混乱/精神错乱”引起跌倒的高风险人群 ● 定期检测辨识能力，包括了解患者遵从指令的能力。 ● 监测患者的睡眠行为，如有需求，则制订一个防止睡眠中断的计划。增强睡眠的计划中同时也包含降低周围环境的噪声。 ● 对于每位住院患者，入院时给予病区环境介绍，并进行安全教育。 ● 确保患者使用合适且功能正常的辅助器具。 2. 对于“体位性低血压”引起跌倒的高风险人群 ● 监督患者体位姿势的变换。 ● 患者手术后或卧床第一次下床易出现头晕等情况，家属应在旁协助。 （渐进式下床：患者先坐起休息30秒，然后借由协助坐于床缘30秒，再站立30秒，确认无头晕现象后才能由家属陪同行走。） 3. 对于“知觉（视觉、听觉等）损伤”引起跌倒的高风险人群 ● 维持一个安全的环境，以免患者身体受到伤害。 ● 提供合适的夜晚照明光线。 ● 建议有知觉损伤的患者配戴合适的眼镜或助听器。
与患者健康相关的因素：营养不良；下肢肌肉萎缩以及下肢状况不良；平衡感不佳/步态不稳；大小便失禁；频繁排便（尿频、尿急、腹泻）；只能短暂站立；骨质疏松症；头晕；失眠；体质虚弱；沟通障碍；缺乏辨识能力；记忆力减退；年老以及其所引起的问题（如灵活度降低）；行动不便/需协助或使用辅助器具才能下床	1. 对于“一般健康状况不良”引起跌倒的高风险人群 ● 评估患者步态变化及姿势的稳定性。 ● 为患者移动以及活动提供帮助。 ● 当患者有排便需求时，给予协助。 2. 对于“头晕/眩晕”引起跌倒的高风险人群 ● 指导患者起床时动作需缓慢，以免发生跌倒。 3. 对于“步态不稳/活动障碍”引起跌倒的高风险人群 ● 保持环境干燥、走道通畅。 ● 如患者有夜间排便困难，予患者床边置便盆或尿壶。 4. 对于“无方向感/记忆力减退”引起跌倒的高风险人群 ● 要求家属时刻陪护。 ● 时常察看患者。

续　表

危险因素	介入措施
与患者健康相关的因素：营养不良；下肢肌肉萎缩以及下肢状况不良；平衡感不佳/步态不稳；大小便失禁；频繁排便（尿频尿急、腹泻）；只能短暂站立；骨质疏松症；头晕；失眠；体质虚弱；沟通障碍；缺乏辨识能力；记忆力减退；年老以及其所引起的问题（如灵活度降低）；行动不便/需协助或使用辅助器具才能下床	5. 对于“下肢肌肉萎缩”引起跌倒的高风险人群 ● 要求家属陪护。 ● 鼓励患者多参加运动锻炼，患者在活动时家属须在旁防护。 6. 对于“平衡感不佳/步态不稳”引起跌倒的高风险人群 ● 考虑使用或更换目前所使用的步行辅助器具。 ● 确保步行辅助器具安置于患者伸手可及的范围内。 ● 讨论并处置与患者相关的所有安全议题。 7. 对于“大小便失禁、频繁排便”引起跌倒的高风险人群 ● 定期提供饮用水，以确保患者摄入适量水分。 ● 制订一个符合患者生活作息的定时排便计划。 ● 对于患者排便的需求反应迅速。 ● 设计一个促进患者排泄和训练膀胱的计划。 ● 尽可能将患者安置于靠近卫生间处。 ● 必要时提供便盆或尿壶。 ● 确认患者穿着没有腰带的衣物或腰带易解开的衣物。 ● 考虑使用可有效治疗急迫性尿失禁的药物。 8. 对于“营养不良”引起跌倒的高风险人群 ● 检查患者的饮食，以确保营养成分比例合理。 ● 提供饮食协助。 ● 通过医生或营养师的协助来了解饮食引起的问题（如营养不良、骨质疏松症等），并给予合理的建议及饮食计划。
与患者心理相关的因素：缺乏自信/害怕跌倒；对跌倒风险的认知不足；抑郁；意识不清/无定向感/躁动不安	1. 对于“一般心理状况”引起跌倒的高风险人群 ● 提供与跌倒相关的安全教育。 ● 建立患者的家庭支援系统。 2. 对于“害怕跌倒”引起跌倒的高风险人群 ● 考虑使用或更换现有的助行器。 ● 确保将助行器安置于患者伸手可及的范围内。 ● 确保持续进行安全活动，以维持肌肉的平衡、强度以及活动度。
其他因素：曾发生跌倒；住院期间无陪护	1. 对于“曾发生跌倒”引起跌倒的高风险人群 ● 描述导致之前跌倒的原因。 ● 对照之前跌倒发生的经历，提供合适的防止或减少跌倒发生的措施。

续 表

危险因素	介入措施
与环境、设备相关	
与环境、设备相关的因素：不合适的床高以及座椅高度；不合适的床以及座椅；床/座椅缺少刹车或刹车损坏；未将呼叫器、助行器安置在患者伸手可及的地方；助行器未保持在良好状态；轮椅损坏或使用不当；湿滑的地面；松滑的地毯；走道杂乱；不合适的光线（光线不足、没有夜灯或刺眼的日光）；不适当的栏杆/支柱；易造成跌倒相关伤害的约束具	● 将相关环境问题向总务科反映以得到改善。 ● 将跌倒高危患者安置于医护人员附近。 ● 提供合适的光线。 ● 提供安全的环境（减少环境杂乱以及不需要的设备）。 ● 确认家具位置和行走、休息空间。 ● 确保有适当的扶手，如卫生间内的扶手。 ● 评估自病房至卫生间的走道环境。 ● 将呼叫器放置于患者伸手可及的地方。 ● 如患者需要，则为患者提供防跌倒教育手册。 ● 测量病床高度及病房地面与卫生间地面的高度差。 ● 固定家具以支持患者体位姿势的变换。 ● 如患者有需求，则考虑放置地毯/地垫。 ● 固定床及轮椅，避免松动。 ● 尽可能减少约束具的使用。 ● 确保轮椅以及其他设备的功能正常。 ● 在移动患者前，确认任何可能移动的设备皆已固定。 ● 提供患者个别需求的用品。
与药物相关	
与药物相关的因素：使用利尿药、泻药、阿片类镇痛药、降压药、镇静催眠药、抗精神病药、抗抑郁药、降糖药、抗癫痫药、抗胆碱能药、麻醉药、抗组胺药；使用经药房确认的高危致跌药物	● 检视会引起跌倒的药物并进行调整。 ● 适当使用非药物的替代性疗法，如指导患者放松心情、听音乐，以及给予患者心理支持。 ● 使用镇静剂等药物会影响患者的警觉性以及增加睡意，需要实行防止或减少夜晚跌倒发生的策略，如整理患者杂乱的房间、使用夜灯、管理患者夜间所有的活动。 ● 在使用镇静剂前先协助患者排便。

第三章
医院跌倒原因分析及防护措施

第一节　内科患者跌倒/坠床原因分析及防护措施

(一) 跌倒/坠床原因

内科患者跌倒/坠床的主要原因如下：

（1）患者年龄大，应变能力差。

（2）患有慢性疾病，反复住院，家属不重视。

（3）患有慢性疾病，服用多种致跌药物。

（4）患者有视力障碍。

（5）患者文化水平低，接受能力差，不认识各种警示标志，依从性差。

（6）患有长期慢性疾病，高估自己的自理能力或者不愿意经常麻烦别人。

（7）因疾病导致肢体活动受限、虚弱、低血糖、晕厥、感觉异常、营养不良、贫血、失语等而引起跌倒。

（8）穿着不合适，老年人不舍得丢弃已磨损的鞋子或修剪过长的裤子。

（9）老年人住院对医院的环境适应缓慢。

（10）患者不能分辨潜在的危险因素。

（11）陪护人员年龄偏大，陪护能力有限。

（12）陪护人员以护工居多，且其责任心不强。

（13）陪护人员安全意识低。

（14）护士的宣教没有个体针对性。

（15）保洁人员拖地后造成地面湿滑，或梅雨季节没有采取很好的地面除湿措施。

（16）病房设备、设施发生故障。

（二）案例剖析

案例一

患者周××，女性，92岁，因“口齿含糊3天”拟“脑梗死、三叉神经痛”收入院。患者步行入病房，跌倒评分5分。入院后夜间入睡困难，睡前20:00予口服地西泮片2片，家里常年口服地西泮片1～2片。至22:00仍未入睡，自行起床去卫生间排便，护工发现后立即扶行至卫生间，待其坐于坐便器上后返回病房取卫生纸。患者头晕向前摔倒，面部着地，导致面部明显瘀肿，上嘴唇不规则撕裂2cm，流血不止。护工立即将其扶回床上，请口腔科医生会诊缝合，面部冰敷。

原因分析：

（1）入院跌倒评分结果显示不属于高危患者，护士告知不够，护工也未引起重视。

（2）护士在患者口服致跌药物后未再次做跌倒预防宣教。

（3）患者起床急，来不及取卫生纸，且卫生间没有备用卫生纸。

（4）卫生间没有为体质虚弱患者提供防跌设施，如防前倾的把手、触手可及的扶手等。

案例二

患者陈××，女性，85岁，因“畏寒发热4天”门诊拟“（1）感染性发热：细菌感染。（2）低钾血症。（3）原发性高血压。（4）心律失常：期前收缩？（5）髋关节置换术后（左侧）。（6）胆囊切除术后。（7）腹壁切口疝。（8）肾结石（双肾）。（9）单纯性肾囊肿（右肾）。（10）老年性痴呆？”收入院。入院跌倒评分9分，属于高危患者，由护工陪护。入院第3天20:00，患者睡前在家属陪同下去卫生间排便，之后返回病房，发现留置针外留管脱出，护工前往护士站取胶带；患者在家属的陪同下坐于床沿，但未坐稳而滑落在地，身体前倾，前额部着地，导致3cm×3cm血肿。家属立即将其扶上床，并呼叫医护人员。查体未见患者有其他阳性体征及不适。

原因分析：

（1）患者年老，85岁，基础疾病多，体弱。

（2）患者畏寒，寒战，热量消耗大，体质虚弱。

（3）患者矮小，身高146cm，当坐于床沿时双脚难以支撑于地面。

（4）陪护人员安全意识差，不应该让患者坐于床沿。

（5）护理人员没有针对患者存在的高危因素做针对性的宣教。

案例三

患者王××，女性，68岁，因“反复咳嗽、咳痰、气急33年，加重伴发热2天”拟“慢性阻塞性肺气肿性支气管炎伴急性加重、慢性肺源性心脏病、心功能不全、脑出血后遗症”收入院。由门诊轮椅推入病房。入院跌倒评分7分，属于高危患者。10年前行髋关节置换术，3年前因左肱骨头坏死行肱骨头置换术，1年前因“脑出血”在某三级甲等医院治疗后，遗留右侧肢体肌力Ⅲ级伴麻木。由家属陪护，入院第7天早晨6:00，患者独自起床，左脚穿拖鞋，右脚光脚，扶着床和墙壁去卫生间排便，家属发现但未起身给予帮助；患者走出卫生间门口时，右脚打滑而摔倒在地，导致左脚扭伤。查体未发现患者有其他不适。

原因分析：

(1) 地面刚拖，湿滑。

(2) 患者右脚光脚，容易滑倒。

(3) 患者右侧肢体肌力Ⅲ级，活动受限。

(4) 患者长期患病，陪护者疏于照顾。

(5) 患者因经常患病住院，故不愿意麻烦陪护人员，想尽量自理。

案例四

患者邱××，男性，72岁，因“突发右侧肢体活动不利5天”拟“脑梗死、原发性高血压、2型糖尿病、左锁骨骨折、左胸第2—4肋骨骨折、聋哑症、急性支气管炎”收入院。入院跌倒评分8分，神志清，右上肢肌力Ⅰ级，右下肢肌力Ⅲ(－)级，左侧肢体肌力Ⅴ级，由护工陪护。入院第3天早晨4:05，患者起床排便，护工睡于病房过道的陪护椅上。由于两侧床栏拉起，而患者聋哑不能呼叫护工，因此自行从床尾处下床，手扶床尾板，因右侧肢体无力而摔倒，臀部着地。护工惊醒后将其扶回床上。查体发现患者有明显外伤，生命体征平稳。

原因分析：

(1) 脑梗死导致患者右侧肢体活动受限。

(2) 患者聋哑，不能与其进行有效沟通，宣教无效。

(3) 患者聋哑，无法呼叫护工，且医院未向患者提供可以替代的呼叫器。

(4) 护工没有睡在患者触手可及的地方。

(5) 未向患者提供随手可取的床上大小便器具。

案例五

患者陆××，男性，86岁，因“口齿含糊伴左侧肢体活动受限7天”拟“脑梗死、肺部感染、胸腔积液、心包积液”收入院。入院第7天夜晚20:45，患者起床排便，发现护工睡着而未呼叫，自行起床至病房外走廊，手扶扶手，感双下肢无力，不能支撑而倒地，头部撞到扶手导致左眉弓处1.5cm伤口。创口整齐，有少量流血，左侧颧骨瘀肿。立即报告医生，请五官科医生会诊，予左氧氟沙星眼用凝胶1支，外用，并清理包扎伤口；瘀肿处冰敷。

原因分析：

（1）患者年老体弱，年龄86岁。

（2）脑梗死导致患者左上肢肌力Ⅲ级，左下肢肌力Ⅳ级。

（3）患者消瘦，体重指数16.6，白蛋白28.7g，体能不足。

（4）陪护人员睡着，患者未呼叫。

（5）护理人员忽略了向卧床患者做环境介绍，导致患者走出病房排便，增加了活动量。

（6）患者发病后第一次下床，且无陪护。

（三）相关整改措施

针对以上原因采取如下整改措施：

（1）对所有入院患者进行跌倒风险评估，给予预防跌倒告知并要求患者签字。

（2）在跌倒高危患者床单位悬挂防跌警示牌，腕带上粘贴防跌标志（见图3-1），并每天进行跌倒评分。

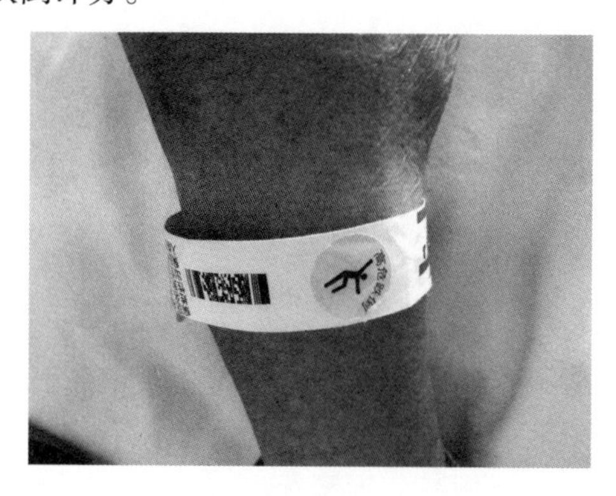

图3-1　腕带上粘贴的防跌标志

(3) 病区走廊、病房粘贴预防跌倒的相关宣教图片(见图3-2、图3-3);制作宣教单并放于病区宣教栏(见图3-4)。

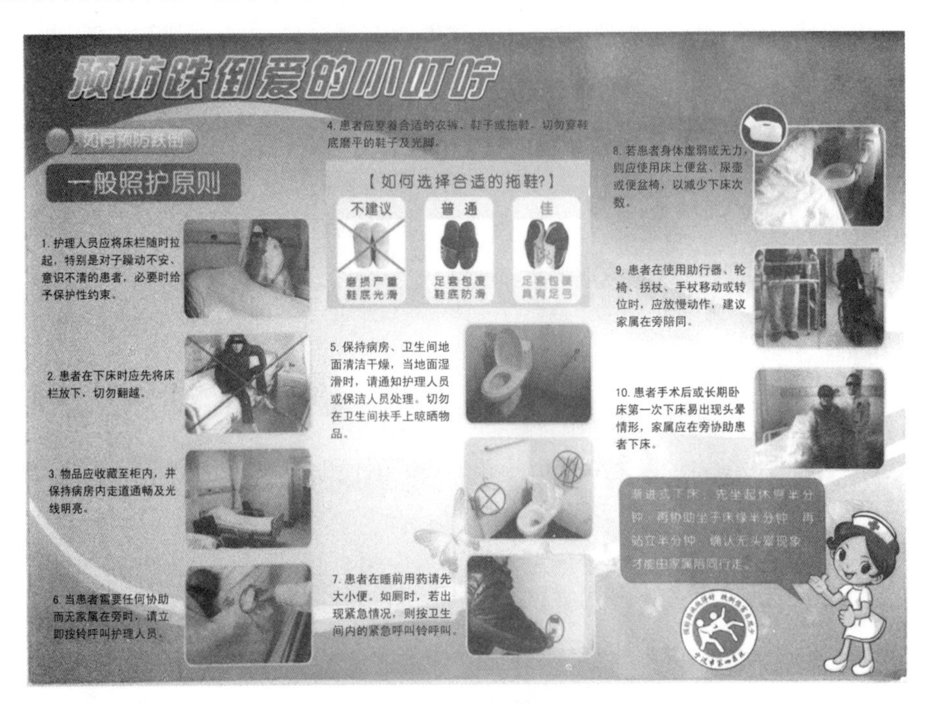

图3-2 预防跌倒宣教图1

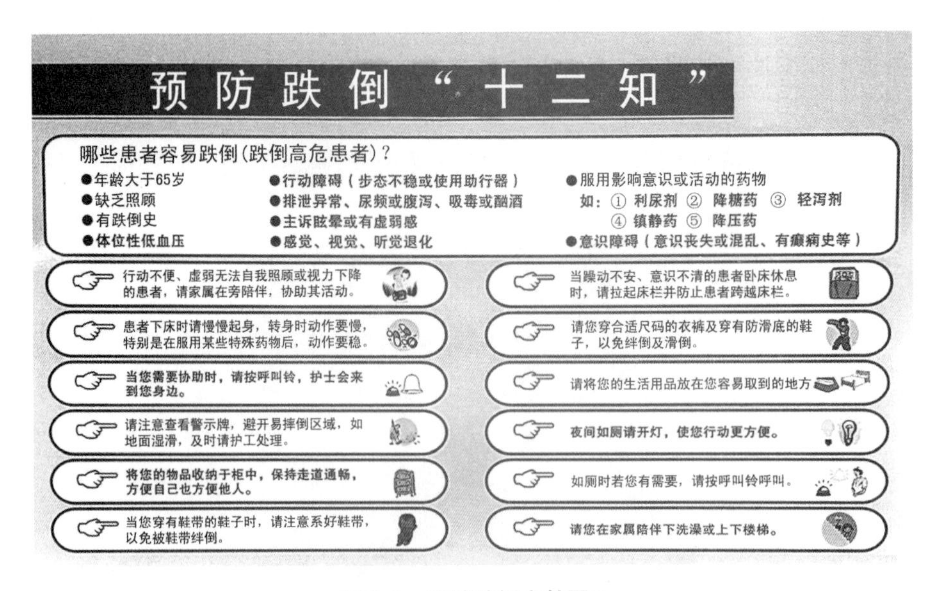

图3-3 预防跌倒宣教图2

四、常见之致跌药物种类及致跌原因：
1. 安眠药、抗癫痫药、麻醉性镇痛剂与精神科用药
致跌原因：嗜睡、眩晕、反应时间延迟、注意力不集中。
2. 降血压药
致跌原因：体位性低血压、眩晕、肌肉无力、步态不稳。
3. 降血糖药
致跌原因：眩晕、低血糖。
4. 利尿剂
致跌原因：增加排便次数、体位性低血压。
5. 软便剂
致跌原因：增加排便次数、尿急、腹泻。
五、如何预防因服用药物而跌倒
1. 若服用催眠药，则睡前请先如厕。
2. 若患者使用软便剂、利尿剂、催眠药，则照护者应留意夜间患者醒来如厕需求。
3. 患者在服药期间有任何问题，请先与医生或护士讨论，切勿自行调整用药。
NINGBO ××× HOSPITAL
跌倒预防手册

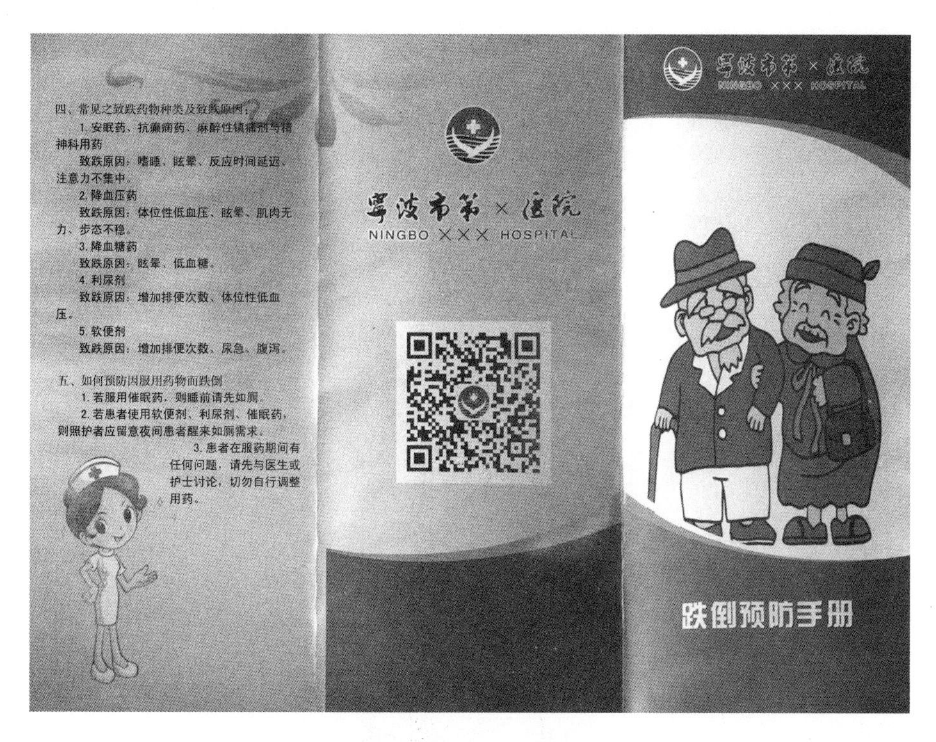

图3–4　预防跌倒宣教单

（4）对于临时服用致跌药物的患者，在给药的同时要做好预防跌倒宣教。

（5）与药房联系，在所有致跌药物的标签上都标注“跌”字，以引起调剂人员及患者的注意（见图3–5）。

（6）卫生间装纸箱内备好卫生纸以供使用（见图3–6）。

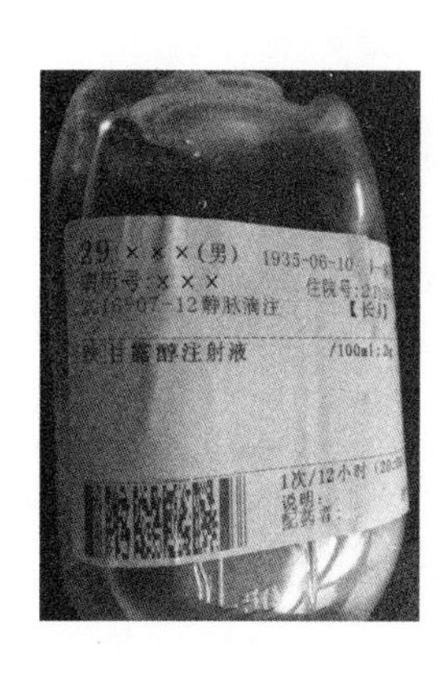

图3–5　在致跌药物标签上标注“跌”字

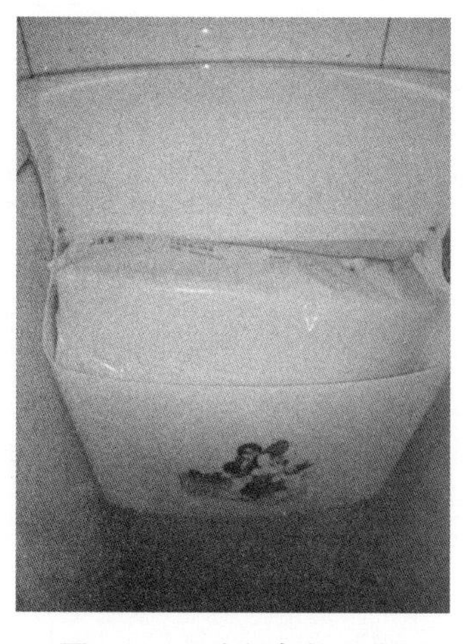

图3–6　卫生间备好卫生纸

(7) 协助患者使用简易助行器如厕,防止患者从坐便器上跌落。对于有需要的科室,可将各种助行器图片粘贴于墙上进行展示(见图3-7)。

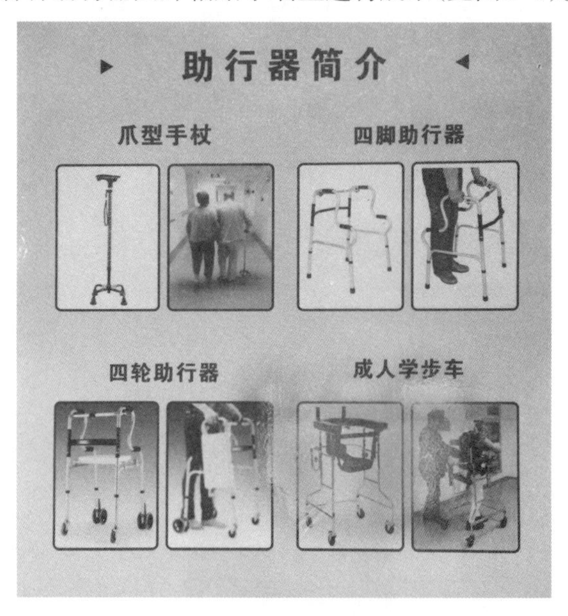

图3-7 助行器宣传图

(8) 告知患者不要坐在床沿,应坐在床上或者陪护椅(见图3-8)上,以免发生滑落。

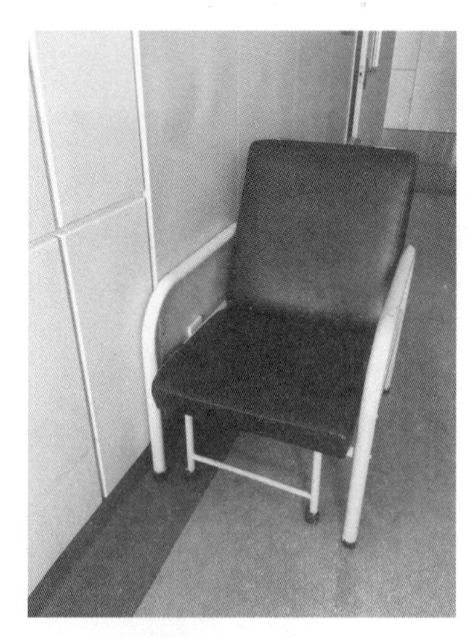

图3-8 陪护椅

(9) 护理人员应告知患者起床行走时一定要穿防滑的鞋子,且必须实地查看指导;患者切勿光脚行走。

（10）对于长期住院患者的家属及陪护人员,护理人员应重点宣教防跌倒措施,并告知跌倒的危害性。

（11）对于有沟通障碍的患者,护理人员应向医院语言储备人员寻求帮助,如请懂哑语的人员来进行沟通及必要的宣教。

（12）提供手动式床边呼叫器,以便不能言语的患者有需要时随时呼叫陪护人员(见图3-9、图3-10)。

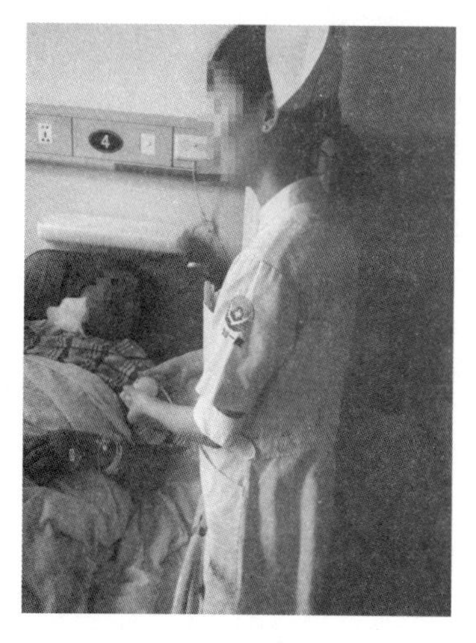

图3-9　呼叫器1

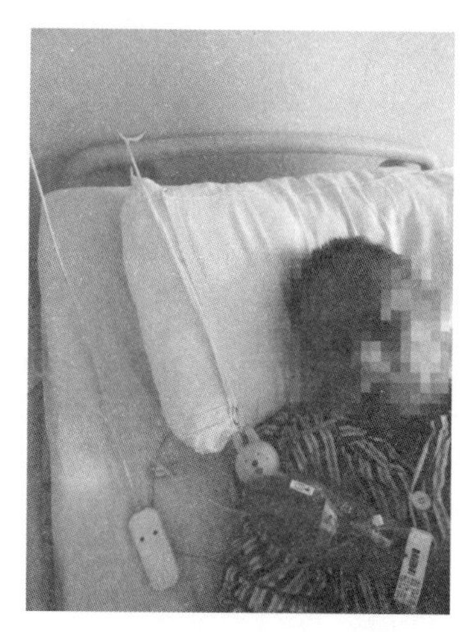

图3-10　呼叫器2

（13）制作病区环境介绍视频,提供给暂时卧床的患者观看了解。

（14）保洁人员在病区走廊进行清洁时应放置防跌警示牌(见图3-11),保洁车上配备防跌警示牌(见图3-12)。

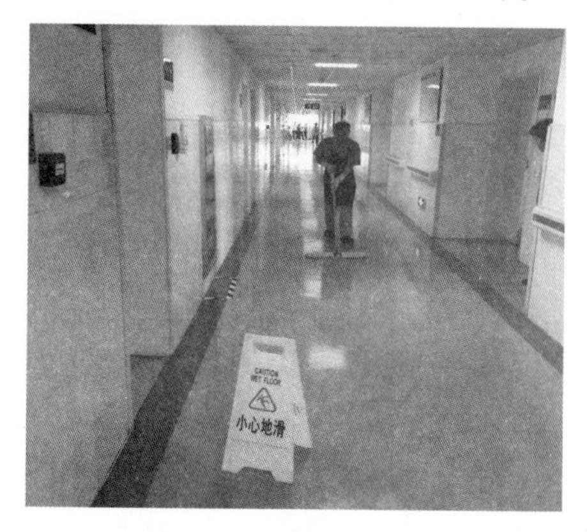

图3-11　防跌警示牌1

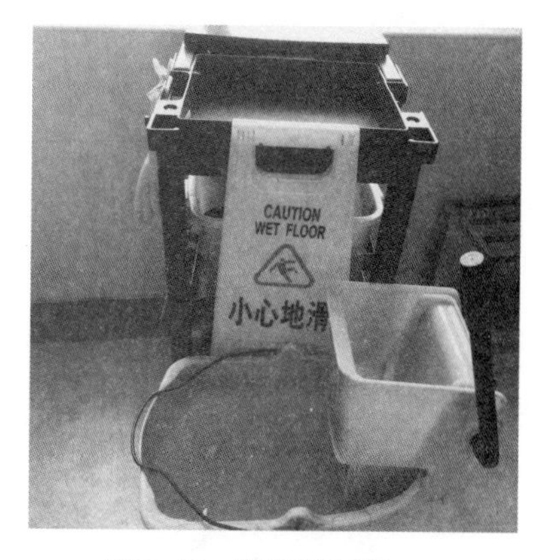

图3-12　防跌警示牌2

（15）对于肢体活动受限的患者，应及时请康复科会诊，及早进行康复介入；康复师可以入病房帮助患者恢复肢体功能（见图3-13）。

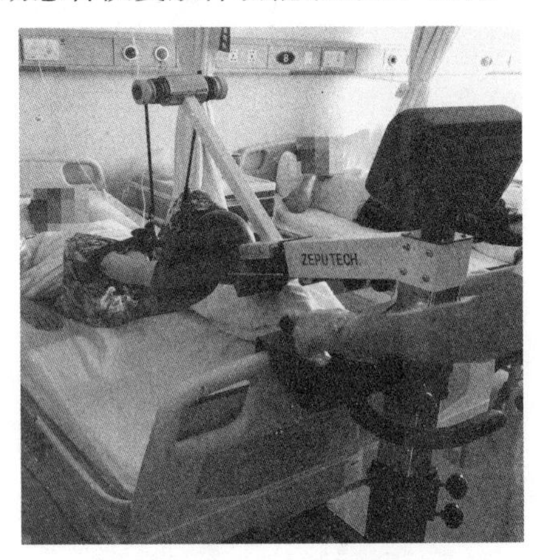

图3-13 肢体康复训练

（16）对于营养状态不佳的患者，请营养科会诊，制订合理的饮食计划，增加体能。

第二节　外科患者跌倒/坠床原因分析与防护措施

（一）跌倒/坠床原因

外科患者跌倒/坠床的主要原因如下：

（1）外科住院患者的年龄相对而言较小，其对自身的体能比较自信而易发生意外。

（2）外伤（如骨折、扭伤等）导致肢体功能障碍。

（3）术后麻醉未完全清醒，导致坠床、跌倒。

（4）疼痛时使用麻醉镇痛药物。

（5）术前肠道准备大便次数增加，频繁排便。

（6）患有泌尿系统疾病，尿频尿急、夜尿增多。

（7）局部疼痛，感觉异常。

（8）术中失血，体质虚弱。

（9）术前术后禁食引起患者低血钾，从而导致肌无力，活动中易发生跌倒。

（10）外科术前患者的自理能力评估过高，患者本人及家属都不重视跌倒预防。

（11）携带多根管路，导致行动不便，或过于关注管路而忽视脚下导致跌倒。

（二）案例剖析

案例一

患者王××，男性，86岁，因“尿频、尿急、排尿不畅半年，加重伴尿痛2天”拟“前列腺增生、左输尿管上段扩张、双肾囊肿”收入院。入院跌倒评分6分，已做相关宣教。入院后睡眠不佳，每天只能睡2～4小时。入院第3天晚上20:50口服地西泮片2片，21:05诉腰背部疼痛难忍，遵医嘱予盐酸布桂嗪注射液50mg，肌肉注射。凌晨00:46，患者未呼叫护工自行起床去卫生间，且未打开床头灯，护工发现后未起床搀扶。患者单独行走至6床床尾时感头晕、无力并跌倒，头部撞到6床床尾板。护士闻声赶至病房，发现患者左眉弓有1cm×1cm的伤口，并有少量流血，将其扶上病床，报告医生，查体未发现患者有其他不适及阳性体征。

原因分析：

（1）前列腺增生患者尿频尿急、夜尿次数多，起床较急。

（2）患者使用致跌药物地西泮片，盐酸布桂嗪注射液肌肉注射易导致头晕、无力而发生跌倒。

（3）当班护士在患者使用致跌药物后未再做跌倒预防宣教。

（4）陪护人员安全意识差，发现患者起床未给予搀扶。

（5）患者年老体弱。

（6）未开灯，照明光线不佳。

案例二

患者石××，男性，78岁，因“左眼视力进行性下降半年”门诊拟“左眼老年性白内障”收入院。入院跌倒评分2分，无家属陪伴。入院第2天凌晨3:00左右邻床患者听到响动，起床查看，发现患者躺在床右侧地面，呼之无应答，右侧肢体无活动，帮其挪到床上后来告知护士。护士入病房查看，患者意识模糊，呼之无应答，右侧肢体不活动；报告医生，予心电监护、给氧，陪同行CT检查，示左侧脑出血。

原因分析：

（1）一侧床栏未拉起。

（2）无陪护，白内障患者无其他不适且未行手术，因而没有引起家属重视。

（3）跌倒评分2分，护理人员未引起重视，查房发现一侧床栏未拉起但没有处理。

（4）病床小，患者入院第1天还未适应，翻身幅度过大。

案例三

患者鲍××，男性，59岁，因“高处坠落后神志不清1小时”在急诊全身麻醉下行“颅内血肿清除术、颅骨切除减压术、胸腔闭式引流术”。术后第9天由ICU转入脑外科病房，带入导尿管一根、鼻饲管一根；神志不清，呼之无应答，偶有自言自语，不能睁眼，刺痛有回缩，GCS评分8分，疼痛评分3分，偶有躁动。当天凌晨3:30护士在巡视病房时发现护工坐于床边椅子上看护患者;4:10听见病房有响动,过去查看,发现患者双手拉住床栏并坐于地面上,两侧床栏都拉起,手部约束带绳子断裂,立即报告医生,并将患者抬上床安置。患者生命体征平稳,查体未见明显阳性体征。

原因分析:

(1) 患者神志不清,不能判断行为的危险性,也不能对其进行有效宣教。

(2) 重症患者陪护人员在凌晨睡着。

(3) 约束具使用不正确,应该使用肩部约束带。

(4) 外科术后患者身上带有多根管子,疼痛评分3分,舒适度低,导致患者躁动。

(5) 患者不能自述不适感,医护人员忽略了患者存在的舒适问题,或对舒适问题没有引起重视,未予以解决。

(6) 医护人员对患者的跌倒风险评估不全面。

(7) 床栏不够长,床尾处足够容一个人下来。

案例四

患者陈××,女性,32岁,因“体检发现颈部肿块6个多月”拟“甲状腺结节”收入院。术后第2天,患者独自缓慢步行如厕,不要家属搀扶;排便后从坐便器上站起时感头晕,并跌坐于坐便器上,呼叫家属后,家属将其扶回床上。

原因分析:

(1) 年轻患者对自己的体能估计过高,又不好意思要求家属陪同。

(2) 术后第一次下床没有要求家属协助。

(3) 排便后腹内压减小,血液留于腹腔导致脑供血不足。

(4) 术前术后禁食,未恢复进餐,体能虚弱。

(5) 便后起身过快,导致脑供血不足。

(三) 相关整改措施

针对以上原因采取如下整改措施:

(1) 对入院的所有患者进行跌倒预防宣教,要求患者签署告知书,并对宣教进行效果评价(见图3-14、图3-15)。

××医院

住院预防患者跌倒/坠床告知书

姓　　名：×××　病历号：×××　年　龄：84　性　别：女
出生日期：1933-07-03　病　区：急诊、胸外　床　位：6　住院号：×××

尊敬的患者或家属：

这是一份有关预防患者跌倒/坠床的告知书，目的是告诉您预防患者跌倒/坠床的相关事宜，以防止或减少您（您的家人）受到不必要的伤害。根据您（您的家人）住院期间的疾病程度、用药情况和身体情况等，为了防止跌倒事件发生，我们共同努力，希望得到您的配合，特给予告知。

您（您的家人）需要注意以下事项：

（1）穿着合适的裤子，并穿防滑鞋。

（2）在湿式拖地后避免不必要的走动。

（3）睡觉时请将床栏拉起，离床活动时应有人陪护。

（4）请您（您的家人）将信号灯、眼镜、杂志等放在随手易取之处，学会使用床边呼叫器。

（5）如您（您的家人）头晕或服用镇静安眠药，则下床前先坐于床缘，再由照顾者扶下床。

（6）如您（您的家人）在行走时出现头晕、双眼发黑、下肢无力、步态不稳或不能移动等情况，请立即原地坐（蹲）下或靠墙，并呼叫他人帮助。

（7）改变体位应遵守“三部曲”，即平躺30秒，坐起30秒，站立30秒，再行走。避免突然改变体位，尤其是夜间。

（8）请您（您的家人）尽量将常用私人物品放于固定位置，并保持走道通畅。

（9）特别提醒：请您（您的家人）在离开病房时不要穿拖鞋，以防发生跌倒。

您的签名表示：

（1）您已阅读、理解并同意前面所述的内容。

（2）您（您的家人）的医生对以上提出的情况向您（您的家人）做了充分的解释。

（3）您（您的家人）已经得到了预防患者跌倒/坠床的相关信息。

（4）您（您的家人）愿意配合医护人员做好相关预防工作，如果因不配合医护人员工作而发生意外，那么与医院无关。

☑患者　□授权人签字：×××　指印（□右食指指印　□左食指指印）______
联系电话：××××××××　时间：2017年1月18日10时52分
责任护士签名：×××　时间：2017年1月18日10时48分

图3-14　××医院住院预防患者跌倒/坠床告知书

××医院

患者或家属健康教育评估记录单

病　区：急诊、胸外　床　号：6　姓　名：×××　性　别：女
年　龄：84　出生日期：1933-07-03　病历号：×××　住院号：×××

教育说明对象：☑本人　□家属　□其他

语言：□普通话　☑方言　□英语　□其他

教育程度：□文盲　□小学　□初中　☑高中　□大专　□本科　□研究生以上

国籍：☑中国　□外籍

学习动机：□积极主动　☑普通　□消极

学习障碍：☑无　□语言不同　□能力不良　□视力不良　□听力不良　□宗教影响
□理解能力不良　□家属压力大　□文化差异　□经济困难　□疼痛　□疲惫
□其他
若有障碍的替代说明方法：______

健康教育项目：☑疾病知识　□手术/检查之前/后注意事项　□康复指导　□用药指导
□出院指导　☑入院宣教　☑入院须知（环境介绍、患者权利义务、洗手）
☑饮食与营养　□护理指导　□医疗设备使用注意事项　□心理指导
☑安全教育　□活动宣教　□其他：______

特殊说明内容：
急性胃肠炎相关疾病知识宣教，空腹B超、痰培养、大小便检查等制度，普食，落实防跌倒/坠床相关措施c-4-154。

教育方法：☑口头告知　☑卫教单张　□讨论　□示范　□影片/视频　□其他

教育者：☑医师　☑护理人员　□营养师　□药师　□其他

教育者评价：☑口述理解　□会演示　□需强化

教育者签名：×××　×××　时间：2017年1月18日10时42分

受教育者自我评价：☑口述理解　□会演示　□需强化

受教育者签字或手印（□右食指指印　□左食指指印）：×××　时间：2017年1月18日10时47分

图3-15　××医院患者或家属健康教育评估记录单

（2）对于跌倒高危患者，在其床单位上悬挂高危警示牌，并提醒患者在警示牌未取下前不可单独起床活动（见图3–16）。

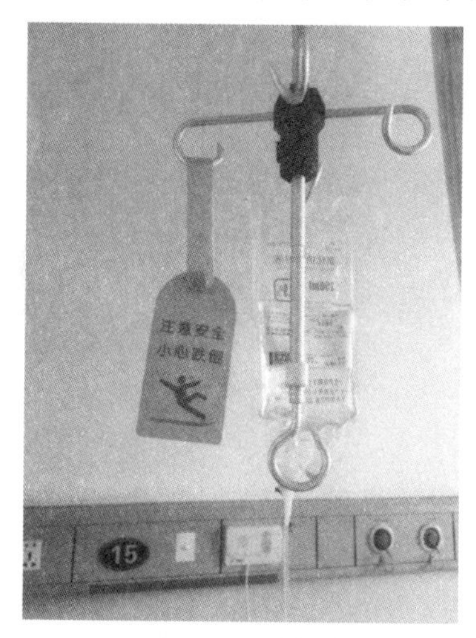

图3–16　高危警示牌

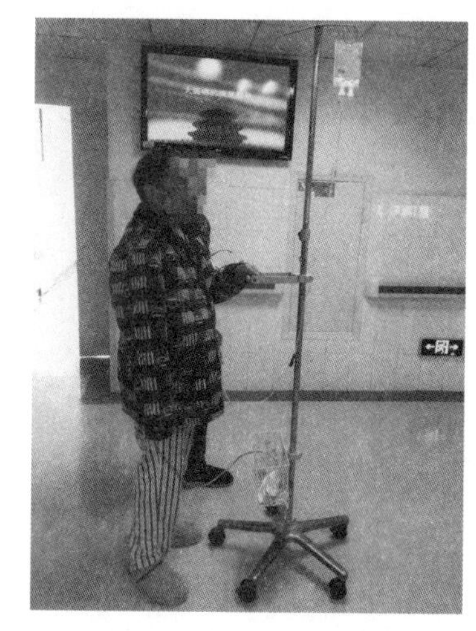

图3–17　移动式输液架

（3）对于手术患者，在术前再次进行安全教育，术后重新进行跌倒风险评估，并再次对患者及其家属进行跌倒预防宣教和举例说明。

（4）对于临时服用致跌药物、病情发生变化的患者，应再次进行跌倒风险评估并有针对性地宣教。

（5）对于入院患者，第一天晚上必须有陪护人员陪同，以便患者有一个适应过程。

（6）对于术前需肠道准备的患者，应备好便盆、尿壶，训练其在床上大小便，并要求有合适的陪护人员陪同。

（7）提供专业陪护机构来选择陪护人员。

（8）对于尿频的患者，提供尿壶，以便其在床边排小便。同时，提醒患者夜间临睡前少饮水。

（9）患者术后第一次下床必须有陪护人员在旁协助，并向其告知起床、改变体位“三部曲”。（“三部曲”：平躺30秒，坐起30秒，站立30秒，再行走。避免突然改变体位，尤其是夜间。）

（10）对于烦躁的患者，使用合适的约束具，如肩部约束带。

（11）患者在起床活动时应妥善固定管路，如选择特制的输液架既可以固定管路又可以助行（见图3–17）。

第三节 妇产儿科患者跌倒/坠床原因分析及防护措施

一、妇科患者

（一）跌倒/坠床原因

妇科患者跌倒/坠床的主要原因如下：

（1）疾病因素，如子宫功能性出血、流产或引产、宫外孕休克、妇科疾病术后，因出血引起贫血、低血压等造成头晕、晕厥而导致跌倒。

（2）药物因素，如使用镇静催眠药、麻醉药、降压药、降糖药、泻药等。

（3）依从性差。这类患者一般较年轻，对自身体质充满信心，认为自己不会跌倒，麻痹大意。

（4）跌倒评分低，往往认为不属于高风险人群而未被重视。

（二）案例剖析

案例一

患者罗××，女性，26岁，因“停经45天，下腹胀痛2天”拟“（1）右侧输卵管妊娠；（2）子宫内避孕装置移位”由门诊收入院。在全身麻醉下行腹腔镜下右侧输卵管切除术＋取环术。术后第2天凌晨5:20患者起床排便，家属未陪同；患者在便后起身时突发头晕，面部触及洗脸池，双手扶住洗脸台后症状缓解，并自行回到床上，感右侧颧骨处疼痛，无明显瘀肿、畸形。

原因分析：

（1）术后跌倒评分3分（术后第一次下床1分＋头晕2分），责任护士及其家属均未重视。

（2）术后血压82～96/52～64mmHg，患者自述基础血压一直较低，医护人员未做重点防护。

（3）术后第2天体质虚弱。

（4）血常规示红细胞计数3.43×10^{12}/L，血红蛋白浓度114g/L，血细胞比容32.7%，各项指标均偏低，医护人员未重视。

（5）便后膀胱排空，腹内压降低，血液回流至腹腔，且便后立刻起身，造成脑供血不足而导致头晕。

（6）年轻女性患者害羞，去卫生间未要求家属陪护。

（三）相关整改措施

针对以上原因采取如下整改措施：

（1）根据检验结果积极纠正贫血，指导患者多食优质蛋白、补血食物，以增强体质。

（2）重点宣教术后起身必须有陪护人员陪同。

（3）指导术后患者在改变体位时遵守“三部曲”。排便后不要急于起身，起身后不要急于开步行走。

（4）在术前应指导患者正确使用卫生间内的扶手（见图3–18）及紧急呼叫器（见图3–19）。

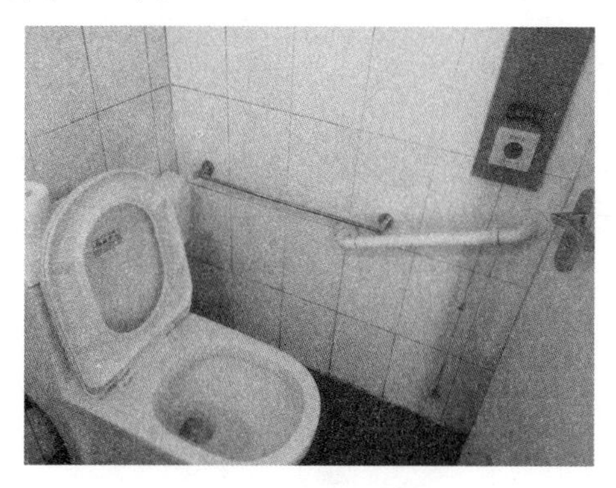

图3–18　卫生间内扶手

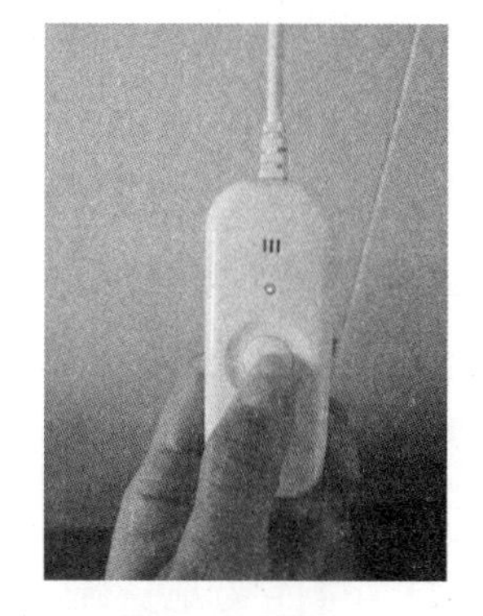

图3–19　紧急呼叫器

（5）患者在行走时出现头晕、双眼发黑、下肢无力等症状，建议其立即原地坐（蹲）下或靠墙，并呼叫他人帮助。

（6）对于低血压患者，应重点进行跌倒预防宣教，利用卫教单、口头宣教、跌倒预防告知书等反复告知。

二、孕产妇

（一）跌倒/坠床原因

孕产妇跌倒/坠床的主要原因如下：

（1）临产孕妇通常腹部高高隆起，导致视野缩小，不清楚脚下的地面情况。

（2）妊娠导致双下肢水肿，从而引起孕产妇双下肢感觉异常。

（3）妊娠导致体重增加，双足变大，鞋袜不合适。

（4）妊娠易致孕妇贫血。

（5）妊娠导致压迫膀胱，引起孕妇尿频。

（6）孕妇体型臃肿，行动不便。

（7）出现妊娠并发症，如高血压、高血糖。

（8）使用致跌药物。

（9）产后疼痛、出血导致产妇体质虚弱。

（10）产后家属重点关注新生儿，忽略了产妇。

（二）案例剖析

案例一

患者郑××，女性，27岁，G3P0，孕40＋5周头位待产。早晨7:00外出进食早餐后返回病房，至走廊处双腿叉开下滑，单膝着地，当时感膝盖疼痛，但无肿胀等其他不适。检查胎心正常，无子宫收缩。

原因分析：

（1）孕妇腹部隆起而未发现脚下地面有水渍。

（2）孕妇穿着拖鞋，鞋底有磨损。

（3）双下肢轻度水肿，感觉受影响。

（4）体型臃肿，单脚滑未能及时收住。

案例二

患者张××，女性，19岁。顺产4小时后起床排便，家属未陪同，便后起身走出卫生间门口时感头晕，跌倒在地，口唇处有擦伤。检查发现有少量出血，生命体征平稳，将其安置回床上。

原因分析：

（1）顺产造成产妇体能消耗大，身体虚弱。

（2）产后第一次下床家属未陪同，忽略了产妇。

（3）血压<90/60mmHg。

（4）产后腹内压降低，血液滞留腹腔而导致脑供血不足。

（三）相关整改措施

针对以上原因采取如下整改措施：

（1）向患者讲解孕产妇的生理变化和跌倒应对措施，以及产后休息、合理饮食、防止机体过度疲劳等相关知识。

（2）孕产妇活动场所如病房、卫生间、走廊保持光线明亮。

（3）要求孕产妇尽快熟悉病区环境，行走时紧靠扶手（见图3–20），且在保洁人员进行地面清洁时不随意走动。

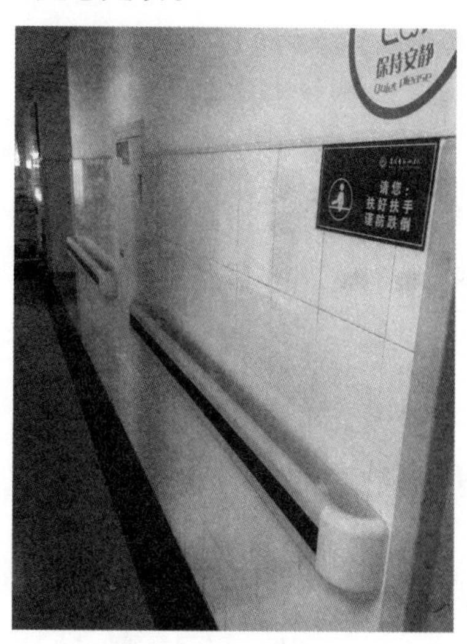

图3–20　走道扶手

（4）穿合适的鞋袜，禁止穿拖鞋。入院时检查鞋底。

（5）孕产妇必须有陪护人员陪同，产后尽量安排2名陪护人员，1名陪产妇，1名陪新生儿。

（6）反复告知产妇产后下床必须有陪护人员在旁，陪护人员不得离开。

（7）指导产妇改变体位“三部曲”。

（8）产妇在排尿过程中如出现心慌、胸闷、出冷汗、眩晕等现象，应迅速将其抱至病床平卧或协助其就地坐下休息,并立即按紧急呼叫铃。

三、分娩室产妇

(一) 跌倒/坠床原因

分娩室产妇跌倒/坠床的主要原因如下:

(1) 产妇分娩时疼痛难忍,为了缓解疼痛,会有较激烈的肢体动作而导致坠床。

(2) 进入待产室的产妇卧床时间长,起床时易出现头晕症状。

(3) 疼痛剧烈导致产妇烦躁不安、虚弱。

(4) 裤子穿着不合适,如太长或易滑落,从而导致产妇被绊倒。

(二) 相关防护措施

针对以上原因采取如下防护措施:

(1) 确保将床两边的床栏拉起。

(2) 产妇起床时,嘱咐其在床上坐一会儿再下床。

(3) 产妇去卫生间时一定要扶着他物或有人协助,排便时扶好扶手。

(4) 临产孕妇统一更换产妇专用的孕妇裙。

四、儿科患者

(一) 跌倒/坠床原因

全球儿童安全组织调查显示,在我国,意外跌落是城市儿童意外伤害的首要原因,36%的意外伤害是由意外跌落引起的。意外跌落是0～14岁城市儿童因意外伤害而导致死亡的第三大原因,是非致死性伤害的首要原因。

普通儿科病房跌倒/坠床的主要原因如下:

(1) 生理因素。患儿年龄偏小,其中1～4岁是发生意外伤害的高峰年龄段。随着年龄的增长,幼儿从翻身、坐起、爬行、站立到行走,活动能力逐渐增强,活动范围也不断扩大;此外,儿童活泼好动,喜欢攀爬、蹦跳、跑动,认知能力差,且缺乏对危险环境的识别能力。

(2) 疾病因素,如患儿存在疼痛、意识不清、行动不便、残疾等因素或者服用某些特殊药物导致血压下降、头晕、倦怠等不良反应，易发生跌倒/坠床。

（3）环境、设备因素，如床栏不够高，儿童床没有四周包围。

（4）陪护因素，如陪护人员防跌意识差，忙于应付探视人员而忽略了患儿，无法做到一刻不离身，存在侥幸心理。

（二）案例剖析

案例一

患儿张××，男性，2岁，因“发热伴右耳根部肿痛19小时”拟“淋巴结炎”收入院。入院第2天夜晚20:45，家属在看电视，双侧床栏拉起，患儿背靠在床栏上玩耍，一时站立不稳向后仰，越过床栏后脑部着地，家属立即抱起通知值班护士、医生。初步检查未见患儿有明显损伤，且无头痛、恶心呕吐等不适。

案例二

患儿夏××，男性，2岁，因“咳嗽、气喘8天”拟“支气管肺炎”收入院。入院第7天上午9:14，患儿在床上玩耍，双侧床栏拉起，患儿爬到叠好的被子上，被子在床尾。患儿家属在一旁护着患儿，结果患儿在被子上从另一边跌落在地，双脚着地。查体未发现患儿有明显损伤。

案例一、案例二原因分析：

（1）床栏低矮，只有20cm，且不是四周包围。

（2）0～4岁是儿童多动的年龄，该年龄段儿童喜欢攀爬。

（3）0～4岁的儿童站立行走能力不成熟，平衡能力差。

（4）监护人安全意识差、麻痹大意。

（三）相关整改措施

针对以上原因采取如下整改措施：

（1）更换专用的儿童病床（见图3-21），要求四周包围，床栏高度≥60cm，床栏太低患儿可能爬过床栏而坠床，太高则家属抱起或者放下患儿不方便。床栏档间距应在9cm以内，间距太宽，患儿身体易滑出；间距太窄，影响患儿观察外面的世界。

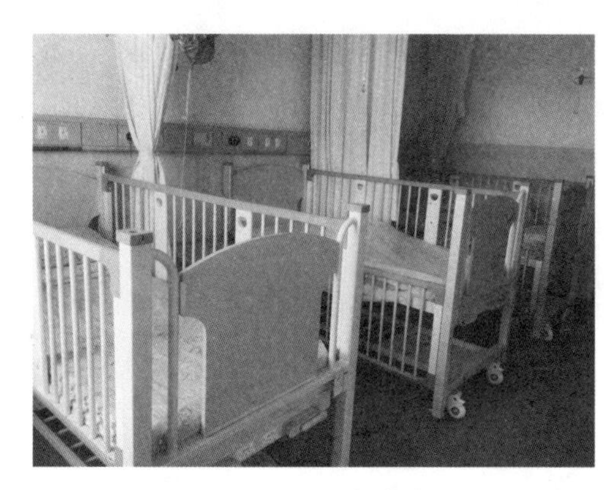

图3-21 儿童病床

（2）对0～4岁儿童的监护人进行重点安全防范知识宣教。

（3）告知床栏的正确护理和使用方法。

（4）禁止患儿在床上蹦跳、攀爬等。

（5）告知患儿监护人要做到离手不离眼，必要时由双人陪护，患儿身边不离人。

（6）监护人签署跌倒预防告知书。

（7）制作儿童跌倒漫画册给患儿阅读，做好宣教，预防患儿发生跌倒/坠床。

五、新生儿

（一）跌倒/坠床原因

新生儿跌倒/坠床的主要原因如下：

（1）新生儿在测体重、沐浴时没有包裹被服，缺乏安全感，易哭闹，活动增多，易发生跌落。

（2）新生儿在沐浴时全身湿滑，护士双手也湿滑，故此时抱新生儿易发生跌落。

（3）新生儿父母抱新生儿的方法不正确。

（4）在怀抱新生儿时家属的视野受限，对脚下的地面情况不明。

（5）家属的注意力集中在新生儿，忽略了周围致跌危险因素的存在。

（二）相关防护措施

针对以上原因采取如下防护措施：

（1）在新生儿测体重、沐浴时，护士必须在旁。

（2）新生儿沐浴包裹的浴巾就近摆放，缩短医护人员移动距离，降低因医护人员手滑而导致新生儿跌落的概率。

（3）指导新生儿父母正确怀抱新生儿的方法。

（4）若新生儿哭闹，家长在抱起安抚时，尽量不要走动。

（5）保持病室整洁，物品摆放规范，及时消除致跌危险因素。

第四节 门(急)诊患者跌倒/坠床原因分析及防护措施

(一) 跌倒/坠床原因

门(急)诊患者因缺乏连续性照护引起跌倒/坠床发生频繁,2014—2015年宁波市第四医院共发生门(急)诊患者跌倒/坠床16起,其中坠床2起,跌倒14起。伤害程度不等,重度伤害(3级)1例,中度伤害(2级)3例,轻度伤害(1级)7例,无伤害5起;急诊11起,门诊5起。据统计分析知,引起门(急)诊患者跌倒/坠床的主要原因有以下6种。

1. 陪护因素

(1) 陪护睡着。夜间急诊患者在就诊后因病房无床而暂留急诊大厅,经紧急处理治疗后病情平稳,陪护人员往往放松警惕易睡着,患者不忍叫醒陪护人员或者对自身认识不足而自行下床排便,因虚弱无力导致从床上跌落或者在床边跌倒。

(2) 陪护人员离开。①陪护人员因如厕或者取水等暂时离开,导致患者出现陪护空档;②急诊突发状况多,陪护人员好奇去围观,导致患者出现陪护空档,患者自行起床导致跌倒或坠床。

(3) 陪护人员的能力。患者疾病突发,而陪护人员缺乏经验,应变能力差,无从下手。门(急)诊患者及其家属未得到相关的知识宣教。

(4) 陪护人员的责任心。护工成为陪护的主力军,但护工的过分放手和放心是导致老年患者跌倒或坠床的主要原因。

2. 患者因素

(1) 年老体弱。对在门(急)诊发生的跌倒/坠床案例进行统计分析知,发生跌倒/坠床的患者平均年龄为77岁。

(2) 缺乏跌倒预防相关知识,未接受教育或文化程度低、接受能力差。

(3) 依从性差,不愿麻烦他人。

（4）对自身能力估计不足。

（5）对跌倒的危害性认识不足，以治病为主，不愿意或不重视跌倒的相关教育。

3. 疾病因素

由各种疾病引起的头晕、步态不稳、虚弱、贫血、意识障碍、视力障碍等都会导致跌倒/坠床的发生。

4. 环境因素

（1）门诊范围广、人流量大，难以保持地面清洁、干燥。

（2）地面湿滑未及时处理，或保洁人员不能及时发现问题，或其他人员发现问题不能及时找到保洁人员进行处理，或家属、患者发现问题不知该找谁来处理。

（3）防跌标志不明显、不醒目。

5. 跌倒教育原因

（1）门诊患者未得到全面的跌倒预防教育。

（2）急诊患者未及得到相关教育就已发生跌倒，或者疾病危重使医护人员、患者或家属的注意力不在跌倒的相关预防方面。

（3）未对门(急)诊患者反复进行跌倒安全教育及评估。

6. 医护人员原因

（1）门(急)诊护士对跌倒风险评估掌握不全面。

（2）门诊医护人员与患者接触时间短，评估不全面，对跌倒教育的效果未进行跟踪。

（3）急诊医护人员工作量大、强度高，抢救时往往会忽略其他患者，特别是在夜间医护人员人手有限时。

（二）案例剖析

案例一

患者张××，男性，90岁，因“发热，咳嗽，咳痰困难”于2016年8月4日14:18来急诊就诊。入院时血氧饱和度85%，给予吸氧、心电监护。患者有老年痴呆，耳聋明显，沟通困难，由家属搀扶入院。跌倒评分4分，不属于高危跌倒患者。接收护士口头告知家属注意跌倒防护，建议患者在床上大小便，将床栏拉起，并由2位家属陪护。患者因住院部无床而暂留急诊抢救大厅。8月5日凌晨4:30，医护人员对隔壁患者进行心肺复苏。2位家属一位在睡觉，另一位围观抢救。

患者起床排便，未呼叫家属，自行将氧气和监护仪摘除，从床尾下床，因站立不稳跌倒在地，头面部着地，导致右侧眉弓皮肤2cm擦伤瘀肿，无出血。家属呼叫医护人员，医护人员检查伤势后将患者抬上床安置，测生命体征平稳，无意识改变，瞳孔对光反射良好，继续观察。

原因分析：

(1) 接收护士跌倒评分不准确，接班护士未做详细的风险再评估，未引起重视。

(2) 对家属安全教育不足，未做好24小时不离身陪护。

(3) 患者有老年痴呆，耳聋明显，教育接受能力差，有沟通障碍。

(4) 床栏不够长，床尾大约有50cm的空隙。

(5) 医护人员忙于抢救其他患者，患者起身未被发现。

案例二

患者黄××，男性，83岁，因“肺结核，晕厥一次”送急诊就诊。入院跌倒评分2分。当天凌晨1:20左右，护士查房时发现患者卧床排出小便，弄湿裤子，患者神志清，护士叫醒家属为患者更换裤子。家属将患者安置坐于床沿，嘱咐患者抓住床栏，但更换时间较长(约13分钟)。患者体弱，未坐稳缓慢滑落，臀部着地，导致右手腕在床栏上擦伤，留有0.5cm伤口，有少量流血，臀部无明显不适。

原因分析：

(1) 陪护家属年龄大，动作缓慢。

(2) 急诊抢救大厅没有合适的座椅，患者只能坐于床沿。

(3) 抢救室患者多，护士没有时间为患者更换衣裤。

(4) 跌倒评分不准确，未引起医护人员重视，且未做跌倒预防相关宣教。

案例三

患者黄××，女性，81岁。患者在恶性肿瘤术后大便异常，预约14:00做肠镜检查，空腹，口服复方聚乙二醇电解质散做肠道准备。13:30仍感有便意，在医院门诊排便，家属未陪同进卫生间。期间保洁人员在打扫卫生，地面刚拖，因而湿滑。患者滑倒在地，头后仰撞在墙壁上，导致后脑头皮血肿，诉后脑疼痛，查头颅CT未见异常。

原因分析：

(1) 恶性肿瘤患者，空腹，做肠道准备，多次排便，导致体质虚弱。

（2）地面湿滑，虽有防滑标志，但保洁人员见到有人入内未做提醒。

（3）患者鞋子鞋底有磨损。

（4）未对患者做跌倒风险评估。

（5）患者及其家属未接受过跌倒预防教育。

（三）相关整改措施

针对以上原因采取如下整改措施：

（1）组织门（急）诊护士学习跌倒评分标准及评估工具，并由门（急）诊科片的跌倒/坠床质控小组副组长及成员负责跟踪学习效果及评估准确率。

（2）门（急）诊就诊系统设置刷就诊卡拦截儿童、年龄≥65岁且为神经内科、内分泌科的患者，或者患有脑血管意外、脑萎缩、帕金森病、白内障、病理性骨折这5种疾病中的一种疾病的患者，必须进行跌倒风险评估，之后才能进行下一步处理。另外，对于跌倒高危患者，系统提醒其至健康教育门诊进行跌倒相关教育及提供相应的帮助（见图3-22、图3-23）。

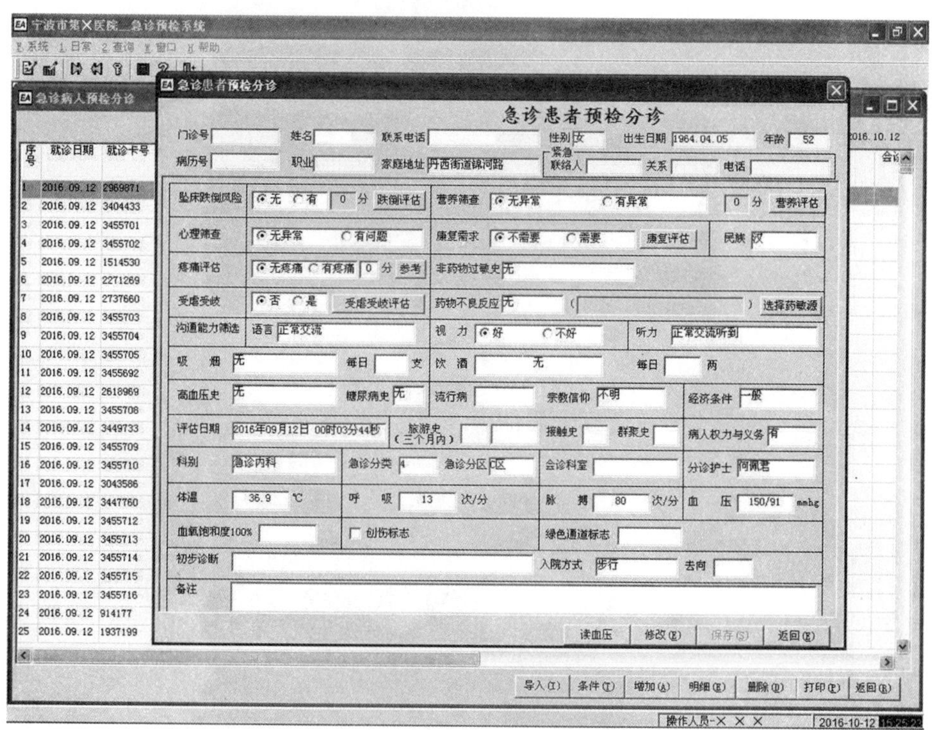

图3-22　急诊患者预检分诊系统

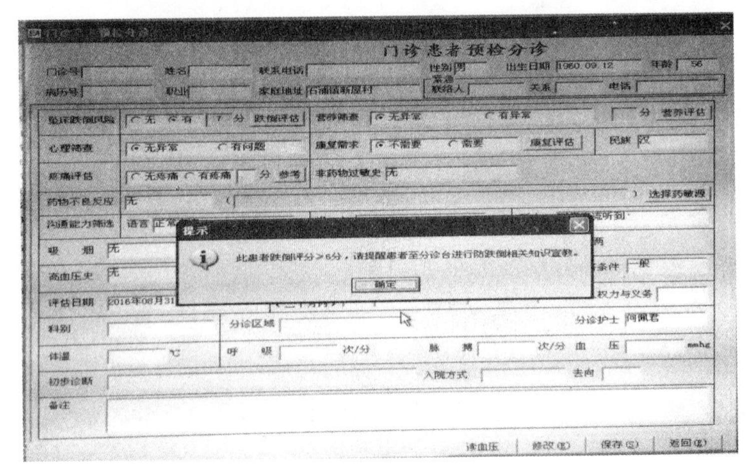

图3-23　门诊患者预检分诊系统

(3) 提供足够方便的工具,如轮椅(见图3-24)、平车(见图3-25)。

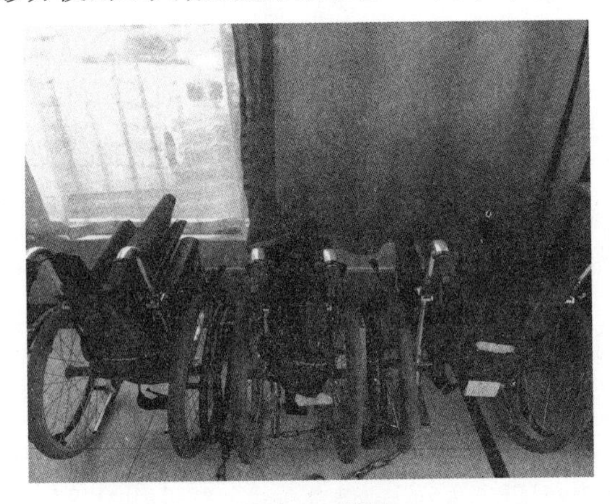

图3-24　轮椅

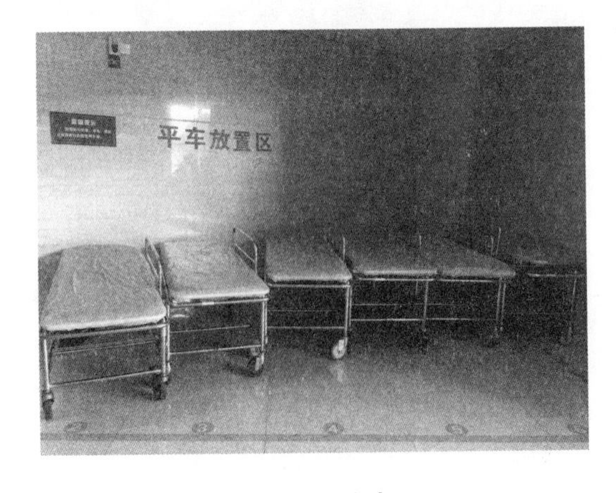

图3-25　平车

（4）在雨天为患者提供统一放置雨具的地方（见图3–26），所有的诊疗检查项目都在室内完成。

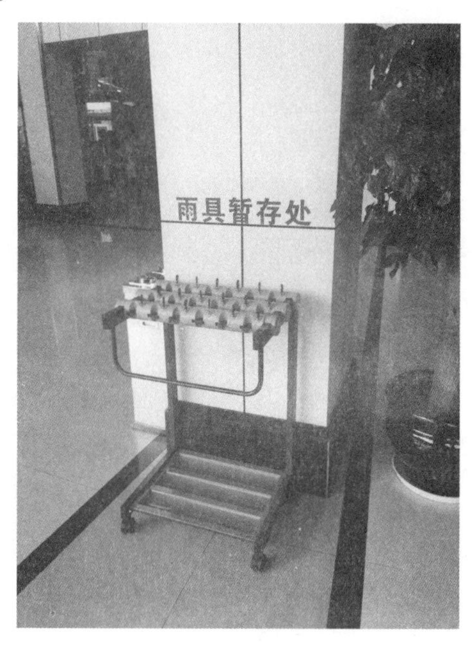

图3–26　雨具暂存处

（5）防跌标志明显，随处可见（见图3–27至图3–31）。

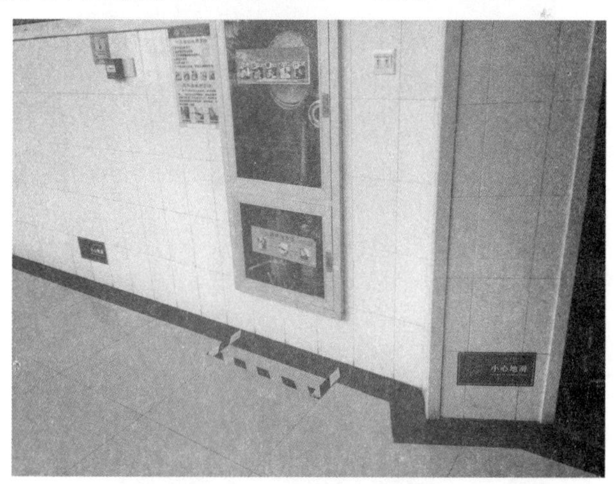

图3–27　预防跌倒标志1

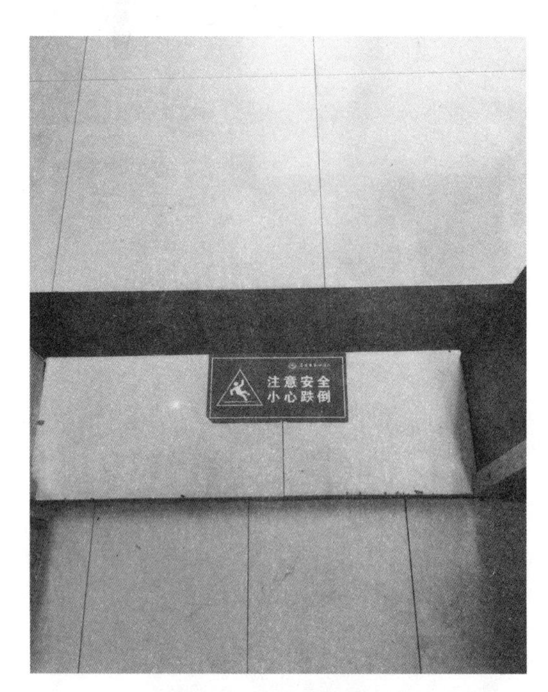

图3-28 预防跌倒标志2

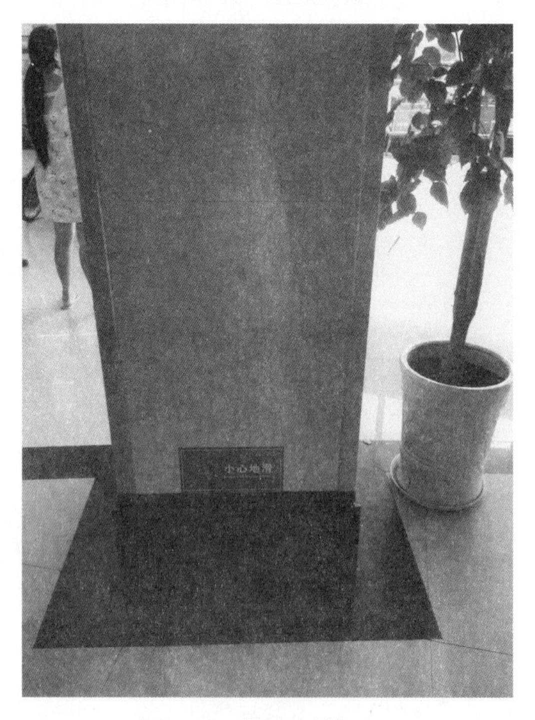

图3-29 预防跌倒标志3

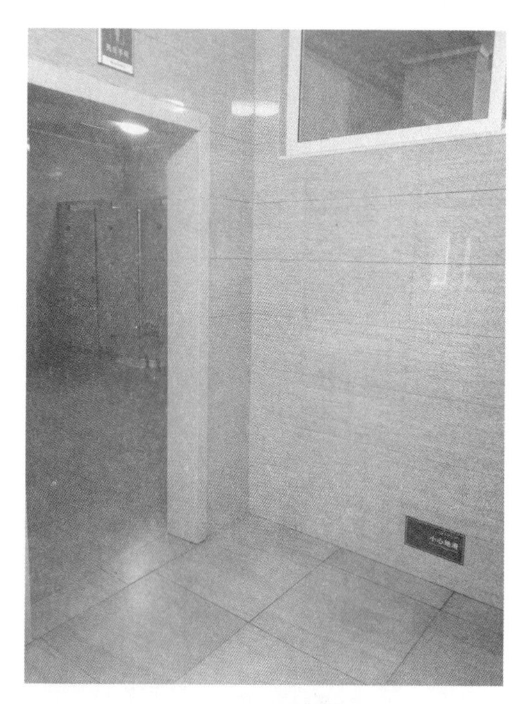

图3-30 预防跌倒标志4

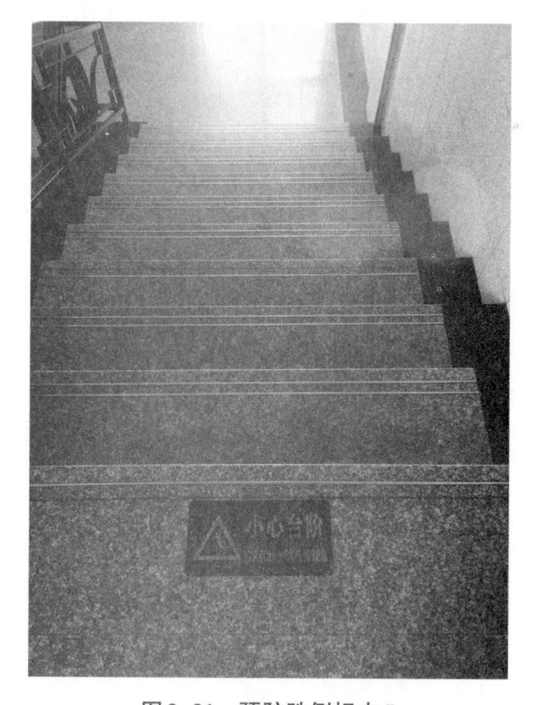

图3-31 预防跌倒标志5

（6）急诊保洁人员24小时值班，负责患者衣裤、床单位的更换。

（7）重视对保洁人员进行跌倒危险性教育及预防措施落实教育。

（8）增加胃肠镜室跌倒风险评估及宣教，在胃镜检查注意事项告知书上增加跌倒预防宣教项目。

（9）保持公共场所地面清洁、干燥，如有污物，须及时联系保洁人员清理（见图3-33）。

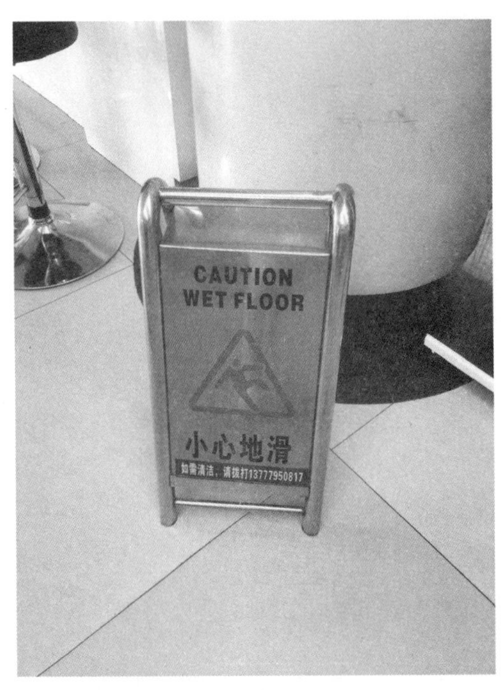

图3-33 防跌警示牌3

参考文献

［1］JCI医院评审标准(第五版)中文版. 2014年4月1日起生效.

［2］JCI医院评审标准(第六版)英文版. 2017年1月1日起生效.

［3］三级综合医院评审标准实施细则(2011年版). 卫办医管发〔2011〕148号,由卫生部办公厅于2011年11月25日印发.

［4］老年人跌倒干预技术指南. 由卫生部于2011年9月6日公布.

附 录

跌倒预防宣教漫画

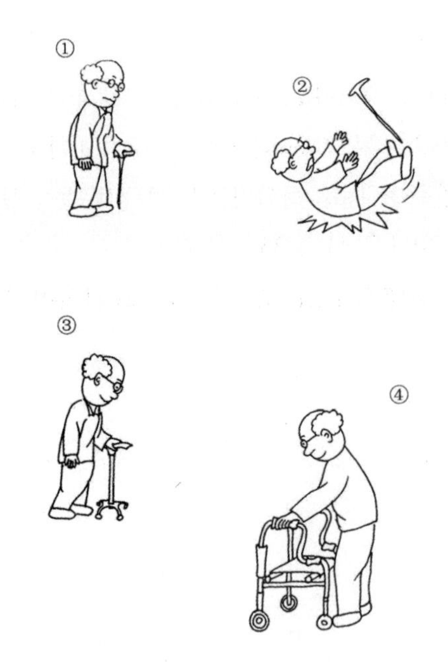

图1 正确选择助行器

图①、图②:普通手杖防滑、防跌性能差;图③、图④:爪型手杖和四轮助行器稳定性好,适合老年人使用

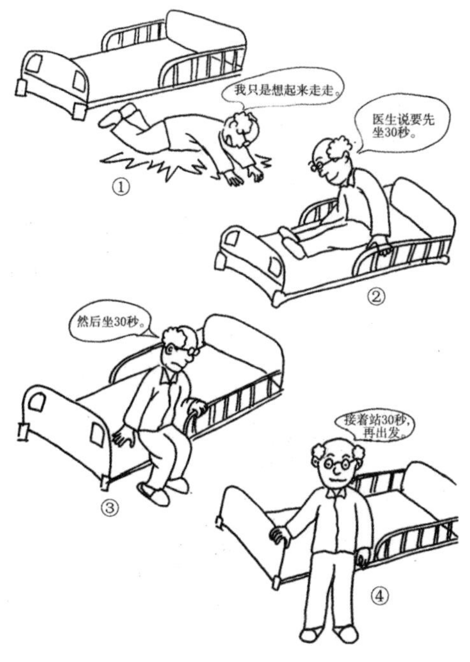

图2　改变体位“三部曲”

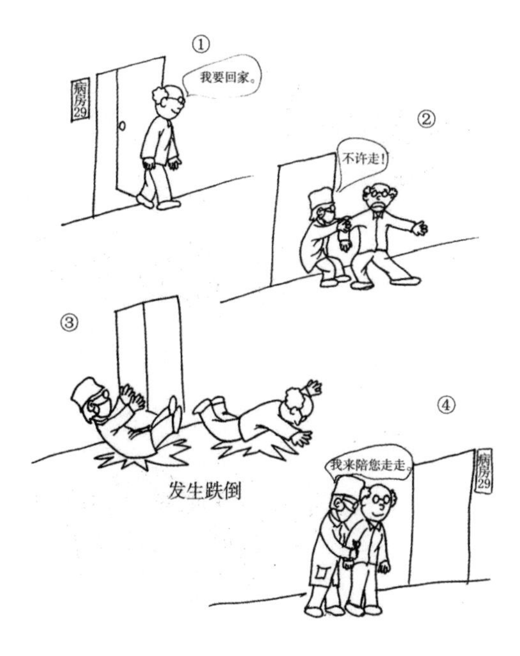

图3　当患者闹情绪时，切勿拉扯患者，因为在拉扯的过程中，患者易发生跌倒

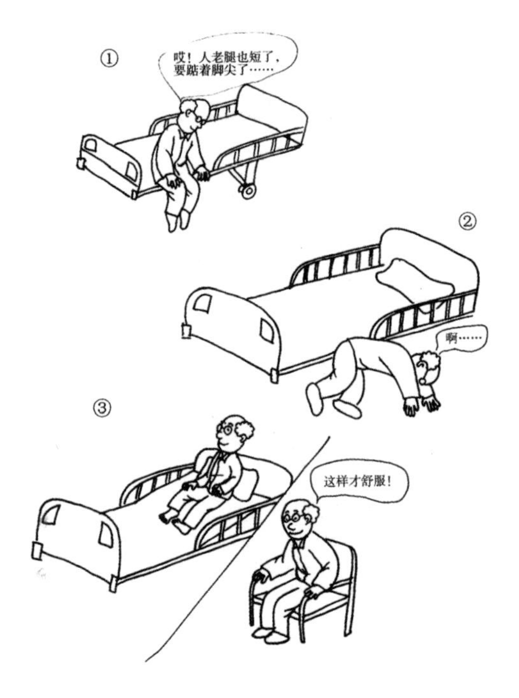

图4　正确的坐姿

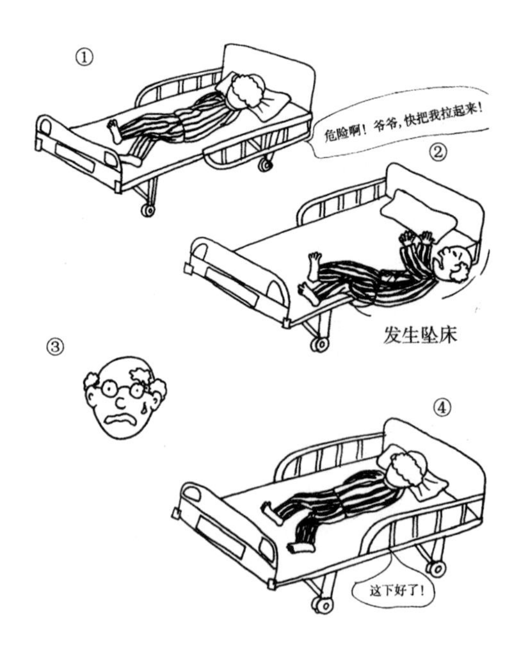

图5　使用床栏的必要性

哇！真舒服！
①
20分钟后
发生跌倒 ②
护士说，这样既舒服又安全，起身要慢慢来。
③

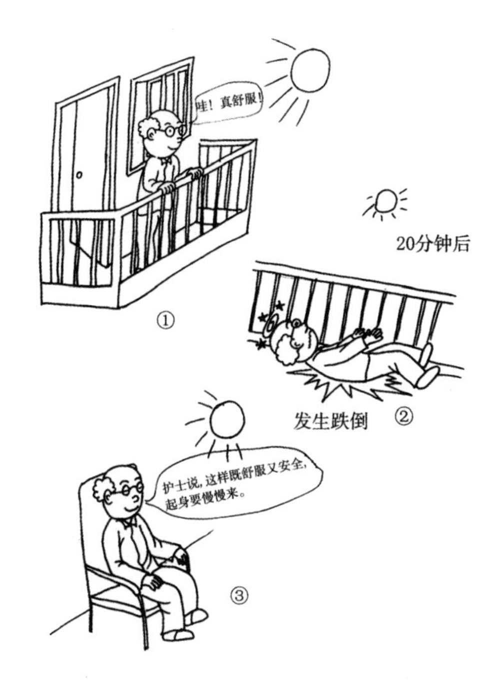

图6 老年人在日光下不可久站，否则易引起眩晕而导致跌倒

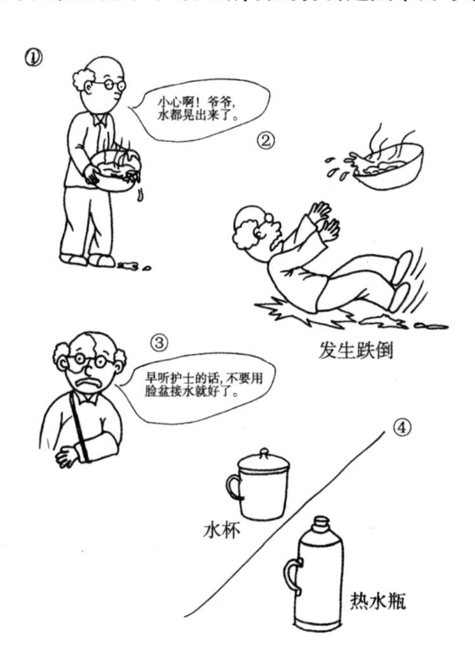

图7 选择合适的取水工具

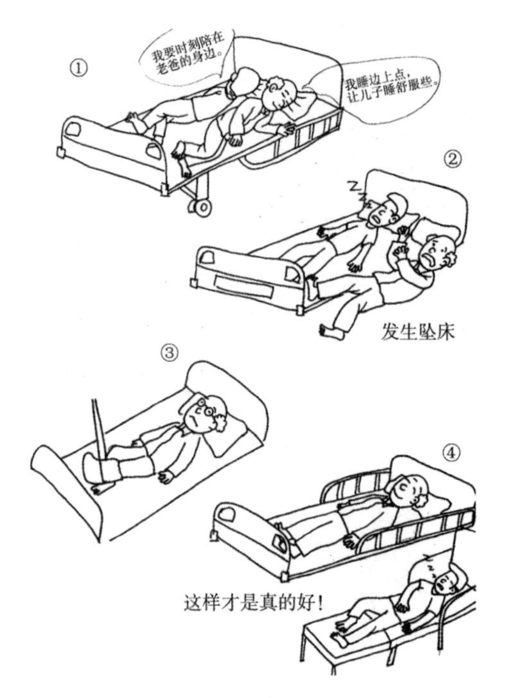

图8　陪护人员不可与患者挤在一张床上，应该睡在陪护床上

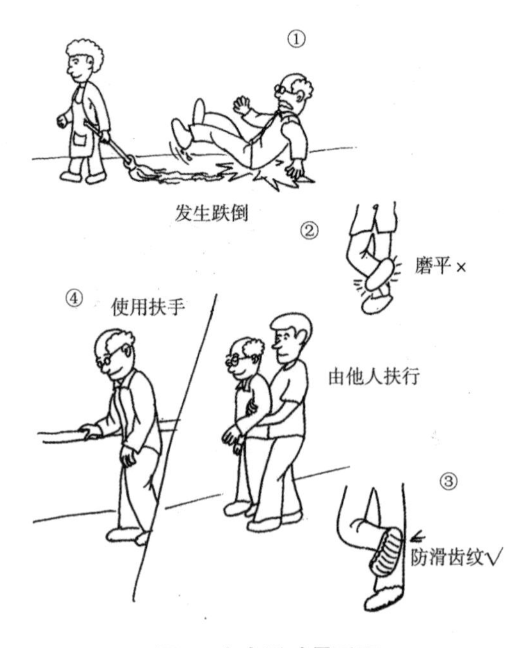

图9　安全活动最重要

图①：不要在保洁人员刚拖完地时活动；图②、图③：活动时穿防滑的鞋子；图④：活动时尽量使用走廊扶手或由他人扶行

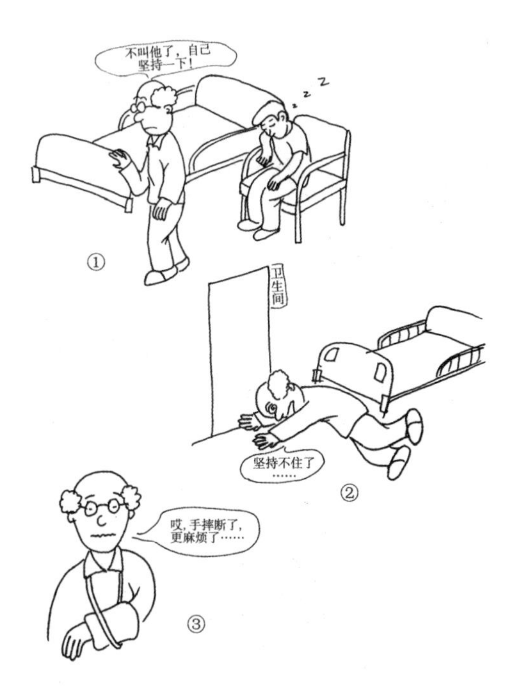

图10 别因一时的不忍心而增加更大的麻烦

坐稳了，我就出去了。
没力气，坐不住了……
这下可以放心了。

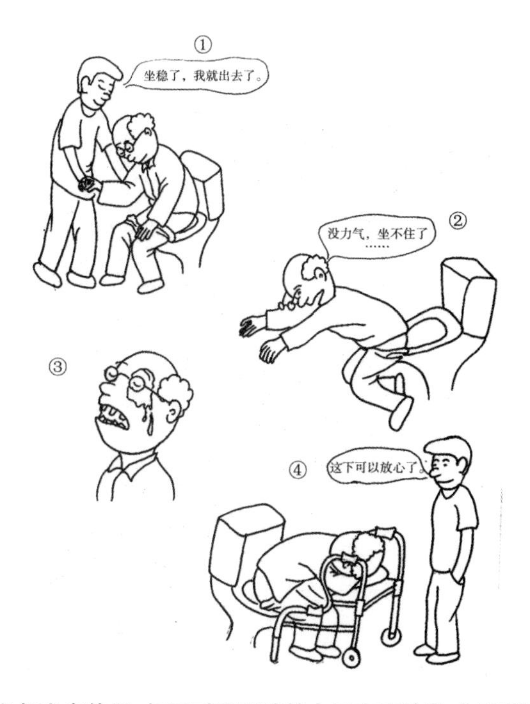

图11 老年患者体弱，如厕时需要陪护人员在旁协助或使用辅助工具

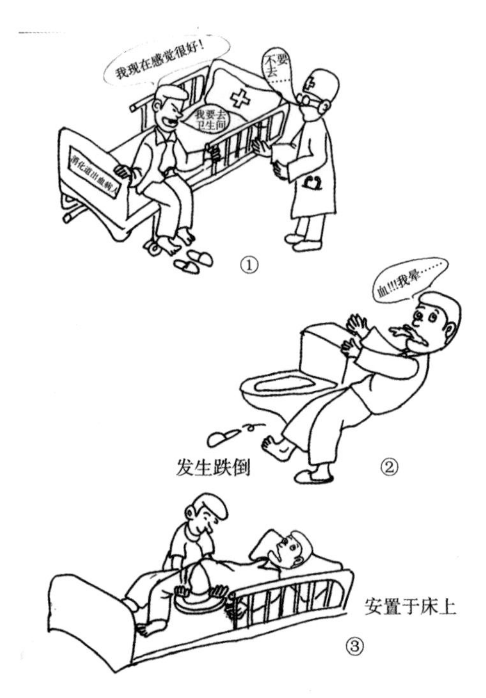

图12　消化道出血患者年龄通常不大,往往自我评估过高,如厕是引起跌倒的主要原因

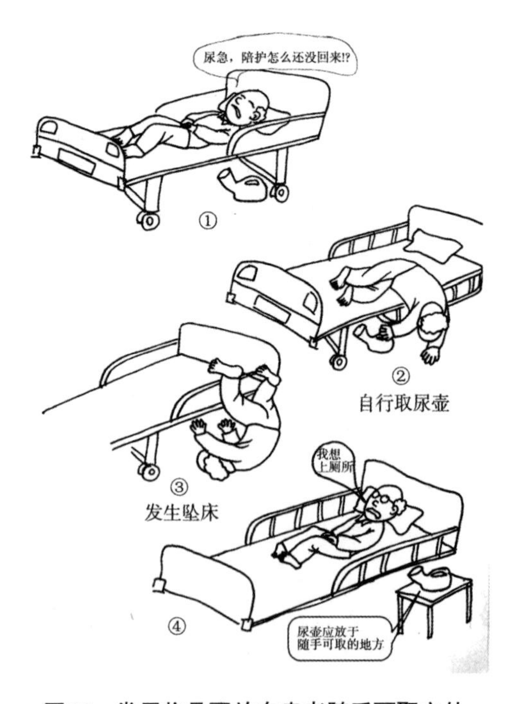

图13　常用物品要放在患者随手可取之处

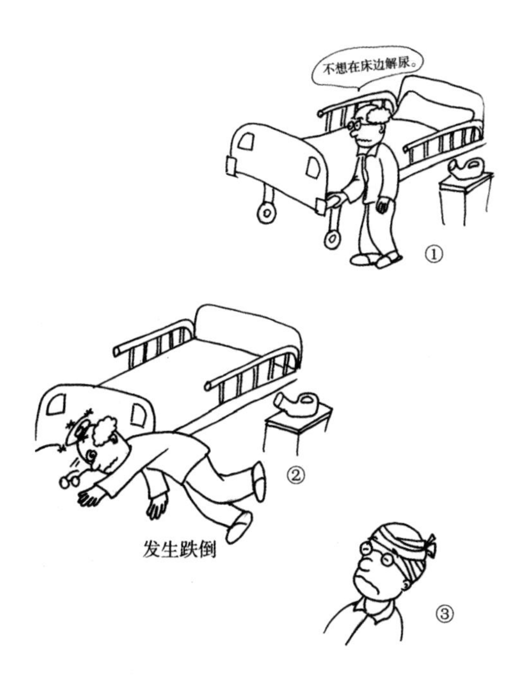

图14 如厕时请陪护人员协助

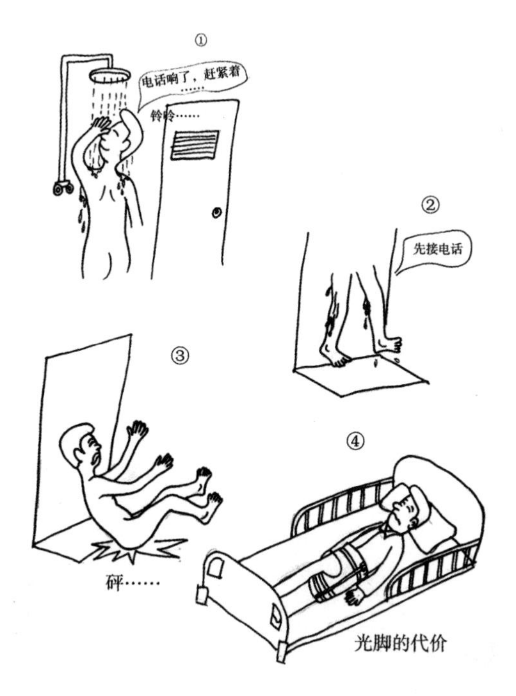

图15 洗澡时，若遇紧急的事，也要擦干身体，穿上鞋子再出浴室

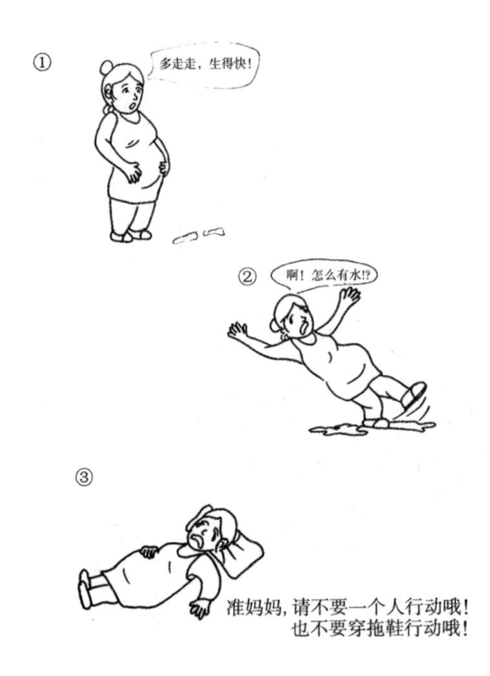

图16　孕妇隆起的大肚子会遮挡视野，故须时刻注意脚下地面情况

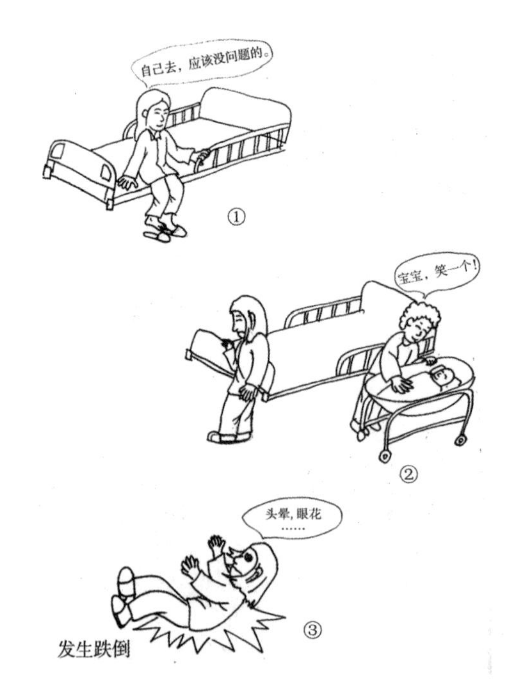

图17　陪护人员不能只照护新生儿而不顾产妇，此时产妇身体十分虚弱

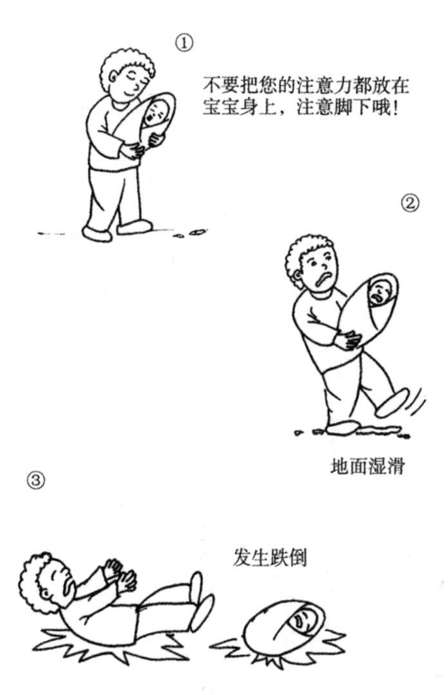

图18 父母在怀抱新生儿时,切勿将注意力全放在孩子身上,应同时观察脚下地面情况

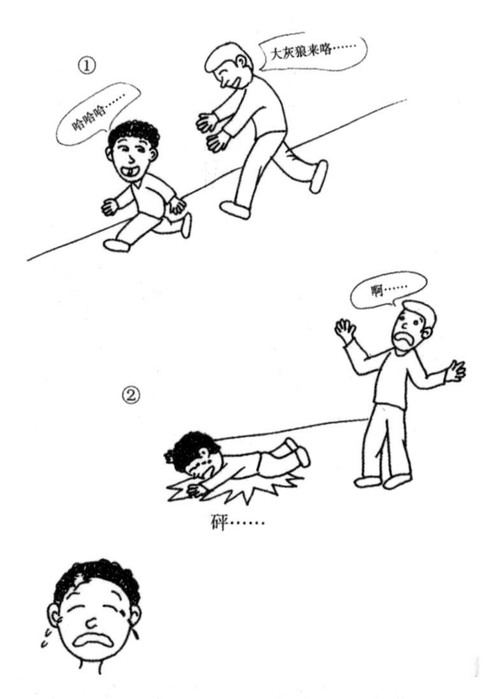

图19 父母在与孩子玩耍时也要注意安全

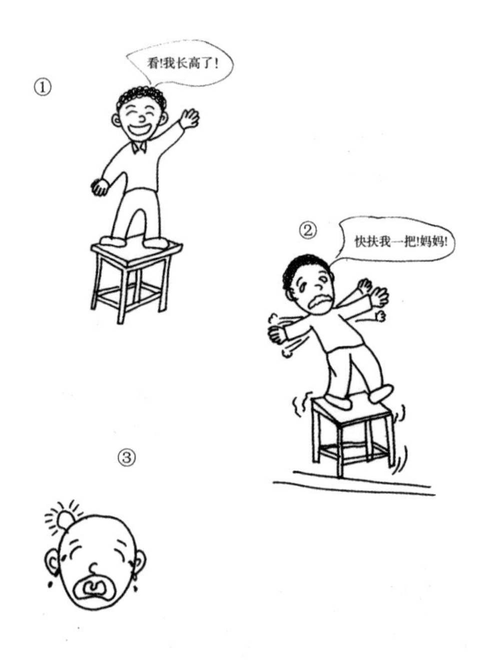

图20 严禁儿童爬高

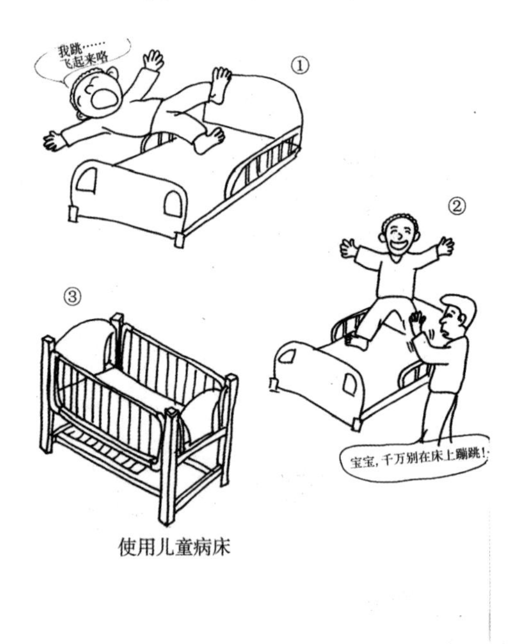

图21 切勿让儿童在床上蹦跳,医院应该采用专用的儿童病床

哇!软软的,真舒服!
①
我站不住了……
②
③
发生跌倒

图22　折叠的被子不稳固,切勿让儿童爬上去玩耍

①
太好玩了,还能靠着!
②
③
发生坠床

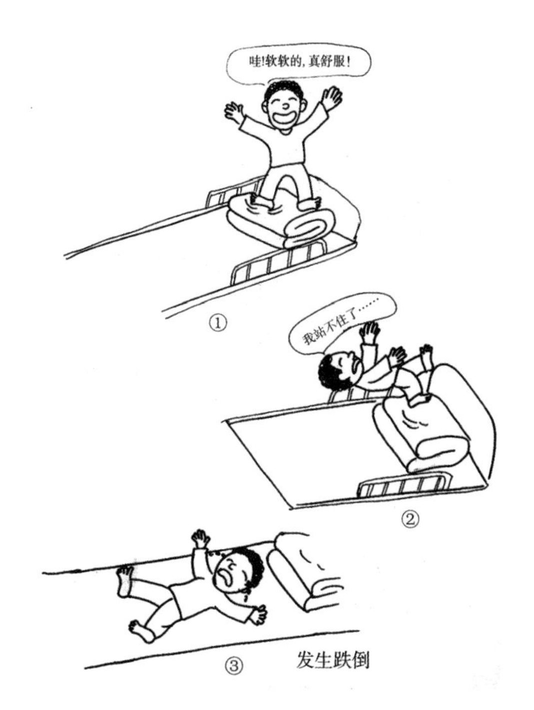

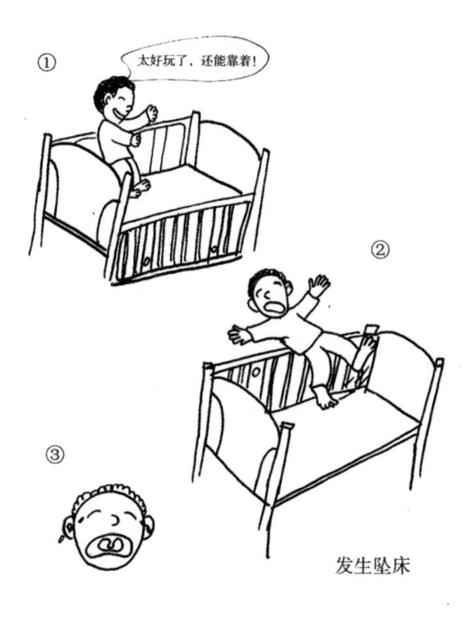

图23　儿童倚靠在床栏上,易发生坠床

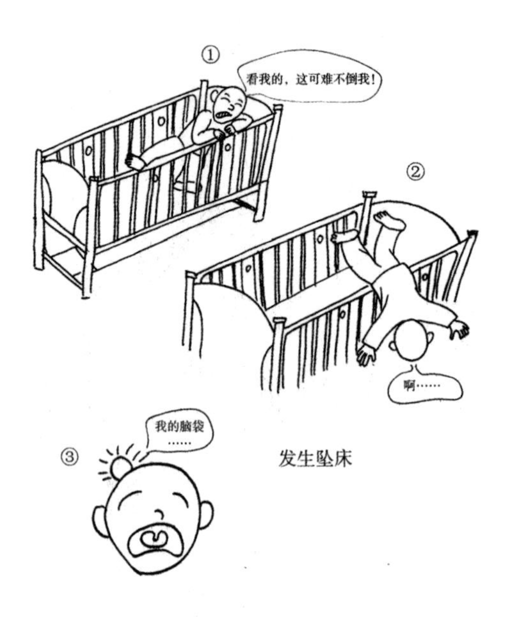

图24 请勿攀爬床栏

索　引